VORWERK

Thermomix

Chlorfrei-gebleichtes Papier –
ein Vorwerk-Beitrag zum Umweltschutz

Annegret Willig

Alles frisch alles fit?

Was Sie über gesunde Ernährung wissen sollten

Vorwerk & Co. Thermomix GmbH
Wuppertal

7. Auflage Oktober 1994

Printed in Germany
ISBN 3-9801567-0-2

Inhaltsverzeichnis

Warum dieses Buch?	Seite 6
Über die Autorin	9
Gesundheit und gesunde Ernährung	11
Die Ordnung unserer Nahrung	29
Schadstoffe in der Nahrung	33
Qualitätsnormen: Helfen sie wirklich?	37
Die 3 Grundnährwerte: Eiweiße, Fette, Kohlenhydrate	40
Eiweiß: Wieviel braucht der Mensch?	41
Fette: Worauf wir achten müssen	46
Kohlenhydrate: Vom Energieträger zum Speicherfett	51
Vitalstoffe: Die Vitamine	53
Vitalstoffe: Die Mineralstoffe und Spurenelemente	61
Zucker: Pro und Kontra	66
Kalorien und Joule?	71
Getreide: Basis der Vollwertkost	73
Das Mehl: Seine Typen und Wertigkeit	82
Schroten und Mahlen im Thermomix	84
Kräuter und Gewürze	87
Würzen in der Vollwerternährung	91
Die Vollwertkost	93
Von der Normalkost zur Vollwert-Küche	99
Die Hauptangebotszeiten verschiedener Obstsorten	101
Die Hauptangebotszeiten verschiedener Gemüsearten im Freilandanbau	102
Rezepte aus der Thermomix-Vollwert-Küche	105
Nachtrag von der Autorin Annegret Willig	171
Literatur- und Quellen-Nachweis	175

Warum dieses Buch?

Durch Presseveröffentlichungen im Jahre 1986 wurden Mitteilungen des Bundesgesundheitsministeriums in Bonn einer breiten Leserschicht zugetragen, wonach heute jede vierte Krankheit in der Bundesrepublik auf eine ungesunde Ernährung zurückzuführen sei. Und die Behandlungen dieser ernährungsbedingten Krankheiten kosten jährlich die nahezu unvorstellbare Summe von 42 Milliarden Mark.

Der Bundesbürger hat bisher körperliche und geistige Abgespanntheit, nachlassende Vitalität, periodisch auftretende Konzentrationsschwächen, leichte Nervosität und Reizbarkeit, ja sogar Verdauungsbeschwerden, Depressionen, Gelenk- und Rückenschmerzen als bloße »Anzeichen« von Termin- und Leistungsdruck, von Hektik im Beruf, von Doppelbelastung durch Familie und Arbeitsplatz gesehen oder ganz einfach als Symptome unserer umweltbelasteten Zeit abgetan.
Es wird heute oft von Zivilisationsbeschwerden und Zivilisationskrankheiten gesprochen, als seien sie die natürlichste Sache der Welt, als gehörten sie zu unserer Zeit.

Ein Viertel aller Krankheiten soll also auf falsche Ernährung zurückzuführen sein. Und dies in einem Land, das im Überfluß lebt und zu den reichsten Volkswirtschaften der Welt gehört. – Woran liegt es? Wie ist dieser Widerspruch zu erklären?

Nun, wir essen allgemein zu viel, zu fett und zu süß. Wir ernähren uns in zunehmendem Maße von Industrieprodukten, die durch die moderne Herstellungsweise viele ihrer ursprünglichen Vitalstoffe (Vitamine, Mineralstoffe, Spurenelemente) und Ballaststoffe verloren haben. Haltbarkeit und Lagerfähigkeit der Ware scheinen bei der Nahrungsmittelproduktion heute oft die allein bestimmenden Faktoren zu sein.

Die Industrie geht deshalb mehr und mehr dazu über, solche »Halbnährmittel« wieder aufzuwerten und zu »verfeinern«, indem sie diese künstlich mit Vitaminen und Mineralien anreichert.

Aber solche Vitaminergänzungen und Nährstoffzusätze bleiben halt immer nur Ergänzungen und Zusätze. Nichts dergleichen kann eine naturbelassene Kost, eine vollwertige Ernährung, auch nur annähernd ersetzen.

Noch vor Jahren klangen sie wie einsame Rufer in der Wüste: Dr. Ralph Bircher, Dr. Max Otto Bruker oder Prof. Werner Kollath, als sie mit Nachdruck auf die Bedeutung der Vitalstoffe und einer vollwertigen Nahrung hinwiesen. Sie zeigten auf – und jeder von ihnen erbrachte auch den Nachweis –, wie die ursprünglich in Lebensmitteln enthaltenen Vitalstoffe durch menschlichen Eingriff (Präparierung, Erhitzung, Färbung, Konservierung) ausgelaugt und zerstört werden.

Heute orientiert sich an ihnen eine ständig wachsende Zahl gesundheitsbewußter Verbraucher. Und vielleicht ist der Tag nicht mehr allzu weit, an dem jede Hausfrau und Mutter sich bei der täglichen Speisenzubereitung fragt: »Ist das vollwertig oder nicht?«

Angeregt von der großartigen Arbeit des Ernährungswissenschaftlers und Arztes Dr. Max Otto Bruker und inspiriert von der weitreichenden Aufklärungsarbeit seiner Gesellschaft für Gesundheitsberatung (GGB) e. V., 5420 Lahnstein, haben auch wir von Vorwerk-Thermomix es uns zur Aufgabe gemacht, gezielt auf die Bedeutung einer vollwertigen Ernährung und der vitalstoffschonenden Speisenzubereitung hinzuweisen.

Leider glaubt eine viel zu große Zahl unserer Mitbürger auch heute noch, daß gesunde Ernährung teuer ist und die Haushaltskasse arg strapaziert. Wir aber wollen und können genau das Gegenteil beweisen.

Dieses Buch soll vor allen Dingen auch den Menschen weiterhelfen, die heute ihre Nährstoffaufnahme durch industriell gefertigte »Extrakte der Natur«, wie Vitaminpillen, Müsliriegel, Mineraltabletten, Fitneß-Kautabletten oder Protein-Aufbaupülverchen ergänzen. Sie bedenken dabei häufig nicht, daß diese industriellen Nahrungsmittelergänzungen substantiell oft sehr viel minderwertiger sind als das, was die Natur frisch auf den Tisch bringt.

Dieses Buch, von der bekannten Autorin A. Willig in unserem Auftrag geschrieben, widmen wir besonders allen Menschen die JA zur Natur sagen und auf eine gesunde vollwertige Ernährung ihrer Familie Wert legen.

Vorwerk & Co. Thermomix GmbH
Norbert Ziesche

Über die Autorin

Annegret Willig, Jahrgang 1943, erwarb ihre Ausbildung an der Frauenfachschule in Solingen, wo sie erstmalig mit der Ernährungslehre intensiv in Berührung geriet.

Vielerlei Schlüsselerlebnisse führten A. Willig dazu, sich immer stärker dem ehrenamtlichen Natur- und Umweltschutz zuzuwenden und somit aktiv dazu beizutragen, Tiere, Pflanzen und Menschen zu schützen.

Aufgrund von persönlichen gesundheitlichen Problemen konsultierte sie den Ganzheitsmediziner Dr. med. Max Otto Bruker und erkannte hierbei sehr schnell den grundsätzlichen Unterschied zwischen denaturierter Zivilisationskost und werterhaltend zubereiteter Vollwertkost. Sie erprobte nun an sich selbst den Weg der »Heilung durch Ernährung«, ein langer Weg, der zunächst nur über »Linderungsstufen« möglich war und viel Geduld voraussetzte. Die neuen Erkenntnisse, die sie gewonnen hatte, faszinierten sie so sehr, daß sie noch mehr darüber wissen und erfahren wollte.

So durchlief sie bei Dr. Bruker in Lahnstein die Ausbildung als »Gesundheitsberaterin (GGB)«, die sie erfolgreich abschloß. Mit dieser Qualifikation führte sie an vielen Institutionen Gesundheits- und Vollwerternährungsseminare in Verbindung mit Umweltschutzproblemen durch. Sie hielt Vorträge vor Ärzten, Lehrern und vielen Organisationen, beriet Handelsketten bei der Produktumstellung und Kantinen bei Umstellung auf Vollwertverpflegung. Hierbei legte sie stets Wert darauf, die Ursachen und Zusammenhänge zwischen Ernährung und dem bundesweiten Anstieg der ernährungsbedingten Zivilisationserkrankungen deutlich zu machen.

In jüngster Zeit schult die Autorin auch Schiffsküchenpersonal in diesem Bereich. Sie leitet auf Bundesebene seit Jahren den Arbeitskreis Gesundheit im »Bund für Umwelt und Naturschutz e. V. (BUND)«, bei dem Ernährungsfragen und Themen wie Umweltmedizin besondere Schwerpunkte bilden.

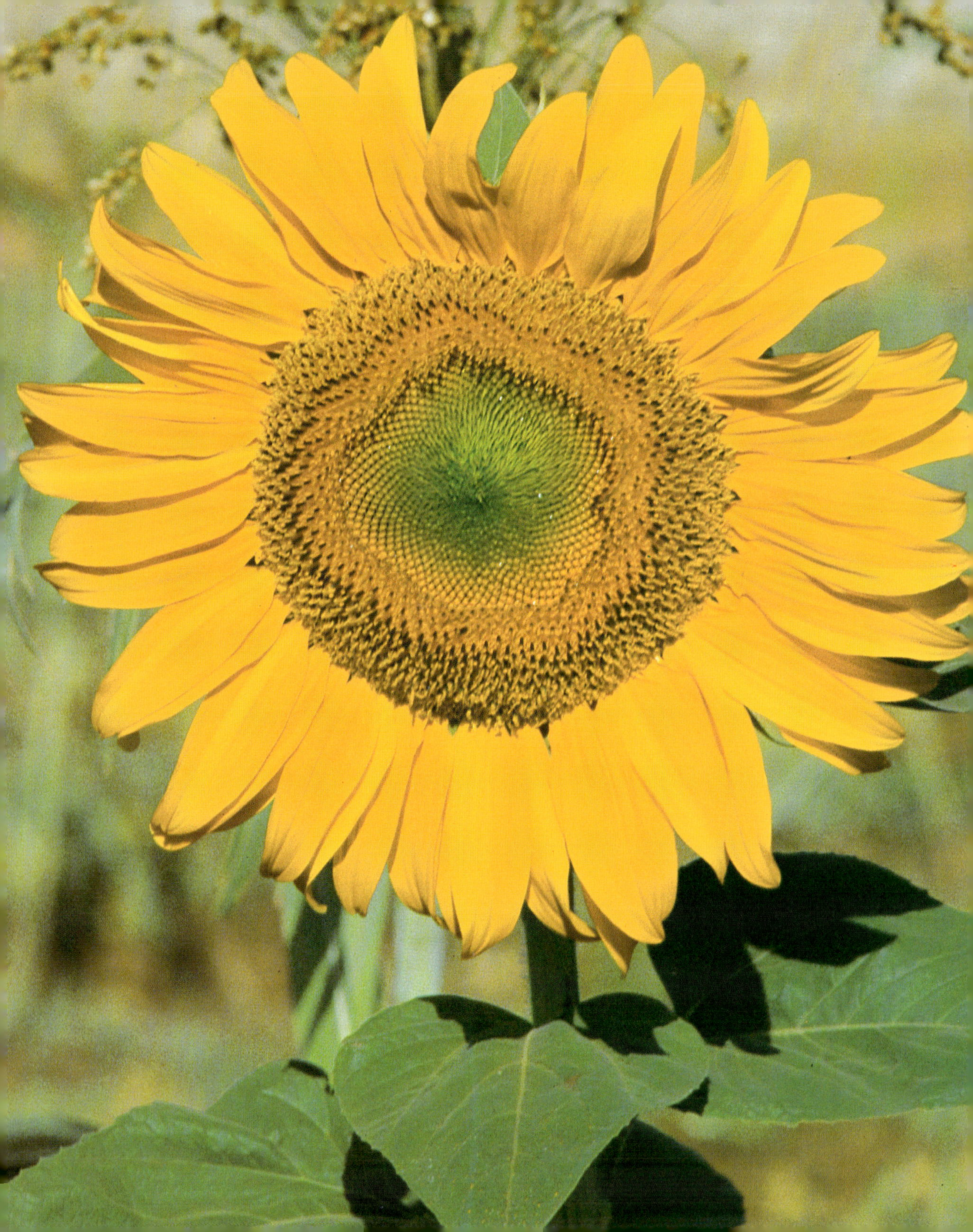

Gesundheit und gesunde Ernährung

»Gesundheit« und »gesunde Ernährung« sind heutzutage Begriffe, die uns alle interessieren, die uns immer mehr beschäftigen. Gerade vor dem Hintergrund der immer heißer debattierten Umweltschutzfragen stellen selbst Mediziner zunehmend kritisch zwei Punkte zur Diskussion:

1. Gibt es noch den 100% gesunden Menschen?
2. Ist eine durchweg gesunde Ernährung heute überhaupt noch möglich?

In der Tat, die Umweltsituation in der Bundesrepublik und in allen Ländern der industrialisierten Welt scheint bedrohlicher denn je. Selbst umfassende und weitreichende Gesetzesauflagen konnten bisher nicht verhindern, daß die akute, oftmals schleichende Umweltzerstörung fortschreitet. Von einer gesunden Umwelt kann in unserer Umgebung kaum noch die Rede sein. Und ähnlich sieht es auch mit der menschlichen Gesundheit aus. Sie ist indirekt abhängig von einer intakten Umwelt und direkt abhängig, wie die Wissenschaft ohne jeden Zweifel zu belegen vermochte, von einer gesunden, vollwertigen Ernährungsweise.

Mit diesem Buch hier möchte ich Ihnen aufzeigen, wie und wodurch es überhaupt zu der heutigen »üppigen Fehlernährung« kommen konnte. Ich werde Ihnen die historische Entwicklung bis hin zu den berühmt-berüchtigten Zivilisationskrankheiten unserer Zeit darlegen, und es kann dabei nicht ausbleiben, daß einige Tatsachen Sie bestimmt auch etwas schockieren werden.
Ich werde Ihnen aber auch eine Ernährungslehre vorstellen, die für jeden verständlich und umsetzbar ist, weil sie auf eine natürliche und daher gesunde Speisenzubereitung zurückgeht.

Nun habe ich schon in den einleitenden Sätzen gleich mehrmals den Begriff »Gesundheit« angesprochen, einen Begriff, über dessen Definition wir uns erst einmal klar werden sollten. Auf jeden Fall heißt »Gesundheit« nicht, daß man gerade keine Schmerzen hat, sich gerade nicht krank fühlt! Was heißt es also dann?

In dem berühmten Meyers Konversationslexikon von 1879 heißt es zum Thema »Gesundheit«: »derjenige Zustand eines organischen Wesens, in welchem alle zu seiner Erhaltung nötigen natürlichen Verrichtungen seiner Organe in normaler Weise vor sich gehen und letztere selbst in einem richtigen Verhältnis zueinanderstehen...«

»Gesundheit« nach der Definition der Weltgesundheitsorganisation (WHO) aus dem Jahre 1948 ist: »der Zustand des vollständigen körperlichen, geistigen und sozialen Wohlbefindens und nicht nur des Freiseins von Krankheiten und Gebrechen.«

Auch in medizinischen Fachbüchern gibt es keine klare Aussage, wie wir den Begriff »Gesundheit« zu deuten haben. Prof. Dr. med. A. Brauchle gesteht in seinem bekannten Buch »Großes Buch der Naturheilkunde« hierzu: »Die Gesundheit ist keineswegs ein einheitlicher Begriff. Es gibt eine so zuverlässige Gesundheit, daß wir sie als absolut bezeichnen können im Gegensatz zu einer relativen, verhältnismäßigen, unsicheren Gesundheit.«

Und schauen wir uns in den Statistiken jüngeren Datums um, so wird dort der Gesundheitsbegriff häufig mit der heute längeren Lebenserwartung verwechselt. Ein langes Leben bedeutet aber keineswegs zwangsläufig vollkommene Gesundheit. Zwar stimmt es, daß ehemalig angsteinflößende Krankheiten und Seuchen für uns heute größtenteils ihren Schrecken verloren haben und durch bessere hygienische Verhältnisse nicht mehr so um sich greifen können, aber zu einem längeren Leben »in Gesundheit« hat es dadurch trotzdem nicht geführt.
Ganz im Gegenteil! Der allgemeine Gesundheitszustand der bundesdeutschen Bevölkerung ist keineswegs beruhigend. Und jeder von uns hört fast täglich das nicht endenwollende Klagelied der Politiker und der Krankenkassen über die ungeheure Kostenexplosion auf dem Gesundheitssektor in unserem Land. Im Pressedienst des Bundesministeriums für Jugend, Familie und Gesundheit vom 15. April 1986 heißt es: »Ernährungsabhängige Krankheiten kosten jährlich rund 42 Milliarden Mark«.

Die Kostenexplosion bei den Krankenkassen spricht für sich. Trotz medizinischen und technischen Fortschritts bedrohen uns immer neue Erkrankungen, die man als »Zivilisationserkrankungen« bezeichnet. Meistens handelt es sich um chronische Leiden der Menschen. Aufgrund der lawinenartigen Zunahme werden sie auch als »moderne Zivilisationsseuchen« bezeichnet.
Der Grund für das sehr ernstzunehmende Anwachsen dieser »modernen Leiden« ist darin zu sehen, daß die medizinische Wissenschaft ausschließlich die Symptome der Krankheiten »bekämpft«. Es werden Erreger »vernichtet«, ein nahezu kriegerisches Denken hat um sich gegriffen — der große Siegeszug der Pharmazeutika hält immer noch an. Dabei wurde die Ursachenforschung vernachlässigt. Man vergaß, das Gleichgewicht des menschlichen Organismus wiederherzustellen. Da die Ursachen der Erkrankungen beim Menschen außerhalb seines Körpers liegen, sind sie ursächlich in seiner Umwelt, in seiner Lebensführung, seiner Lebenseinstellung und insbesondere in seiner Ernährung zu suchen.

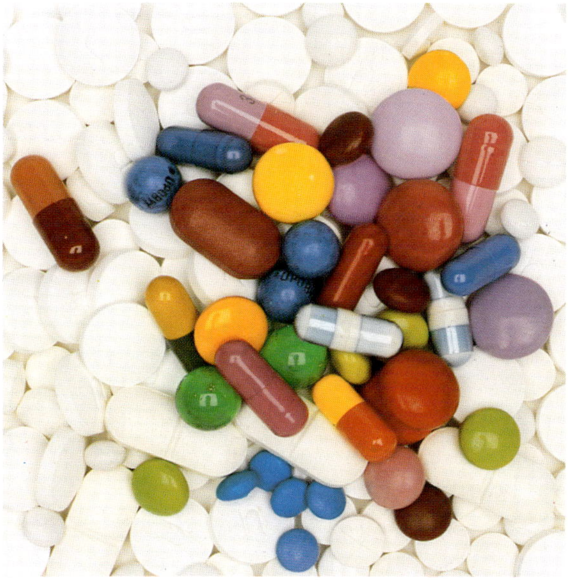

Wir müssen heute wieder lernen, daß Krankheitssymptome Warnzeichen des Körpers sind.

Verdecken wir diese Warnzeichen, und meistens geschieht dies mit Medikamenten, so bleiben die Ursachen der Erkrankung bestehen. Oft schreiten die Störungen so lange weiter fort, daß es zur Dauerstörung kommt. Diese führt dann zu den Kostenexplosionen im Gesundheitswesen. Hierzu nur einige Beispiele der Hilfsmittel, die heute gebräuchlich sind:
Damit unsere Verdauung funktioniert, verwenden wir immer mehr Abführmittel, wir verbrauchen Blutdrucksenker und blutdrucksteigernde Substanzen, Schlafmittel für ausreichenden Schlaf, Beruhigungsmittel und Weckmittel sowie Antibiotika gegen häufige Infektionen. Wir brauchen »Ersatzteile«, d. h. Prothesen als Ersatz für erkrankte Zähne, als Erneuerung für abgenutzte Gelenke oder zur Unterstützung des Herzrhythmus.

Die Bundesministerin für Jugend, Familie und Gesundheit, Prof. Dr. Rita Süßmuth, weist in diesem Zusammenhang darauf hin, daß sich unzählige Menschen durch eine gesunde Ernährungs- und Lebensweise viel Leid, große Schmerzen und hohe Kosten ersparen können: »Es muß wieder modern werden, gesund zu leben. Das Leben ist gerade dann genußreich und schön, wenn ich mich vernünftig ernähre, keinen Alkohol, keine Zigarette, keine Droge konsumiere, Lebensfreude ist das Ergebnis einer positiven Lebensauffassung und anregender Lebensaufgaben, nicht die Folge eines irgendwie gearteten Glücksstimulans.«

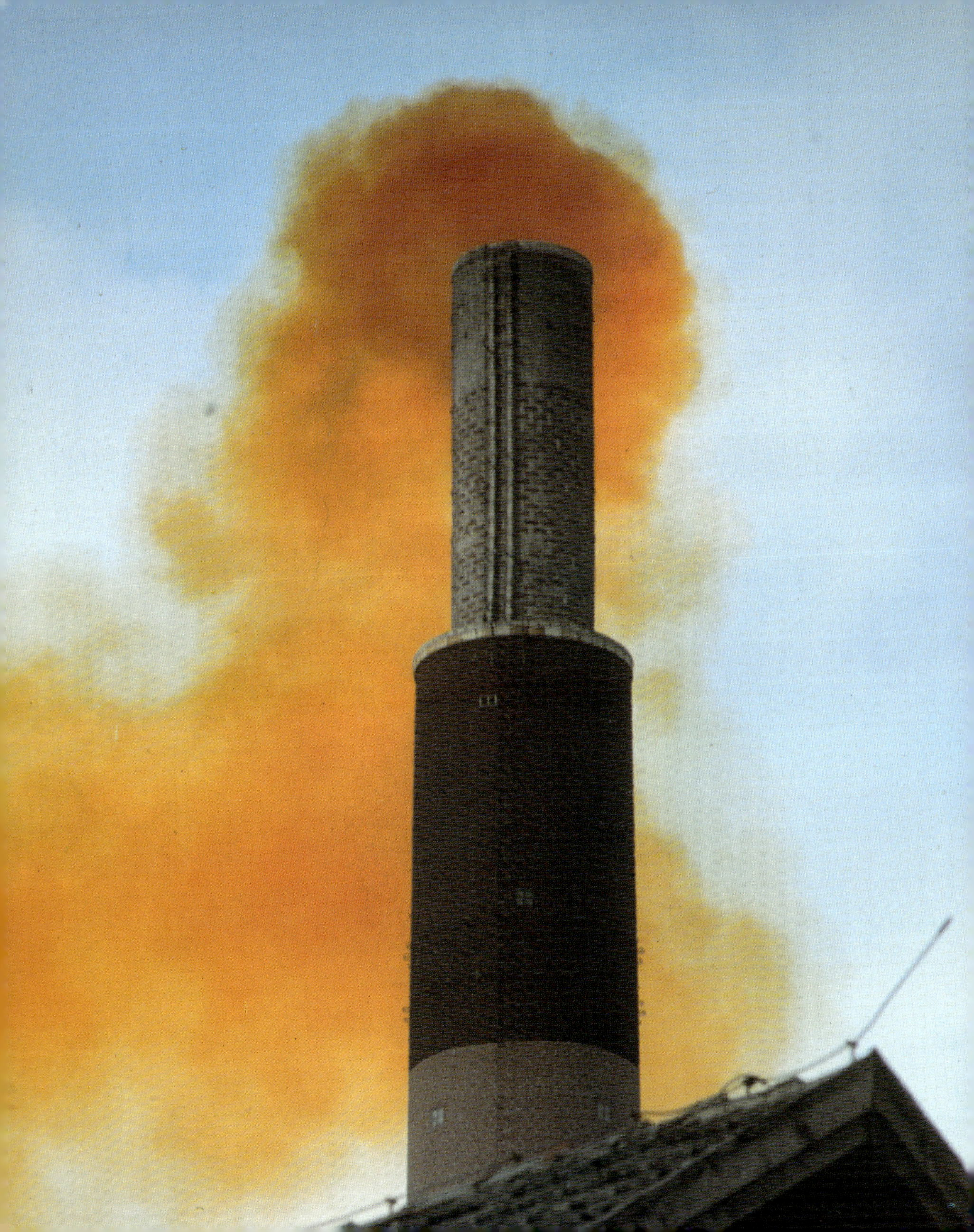

Ich versuche, Ihnen einige ursächliche Zusammenhänge von Krankheitsentstehung zu verdeutlichen, damit Sie sich eine eigene Meinung darüber bilden können, wo die Ursachen zu suchen sind.

Dr. med. Bruker, ein bekannter Ganzheitsmediziner und Mitbegründer der modernen Ernährungslehre, hat die sogenannten Zivilisationserkrankungen in folgende Gruppen eingeteilt:

1. Die ernährungsbedingten Erkrankungen, verursacht durch Fehler in der Ernährung. Ca. 25% unserer Krankheiten sind auf eine Fehlernährung zurückzuführen.
2. Die lebensbedingten Erkrankungen, die durch lebensbedingte Umstände entstehen, wie z. B. persönliche Schicksalsschäge im beruflichen oder familiären Bereich, eine persönliche negative Lebenseinstellung etc.
3. Die umweltbedingten Erkrankungen, die durch toxische Stoffe unserer Umwelt verursacht werden. Kritische Medizinrichtungen (Umweltmedizin) sind dabei, diese wissenschaftlich zu beweisen.

In diesem Buch wollen wir uns ganz auf die Frage konzentrieren, welchen Einfluß unsere heutige Ernährungsweise auf unsere Gesundheit hat.

An dieser Stelle darf ich Ihnen sagen, daß ich Ihnen viele Informationen darüber vermitteln möchte, was Sie für Ihre Gesundheit, selbst bis ins hohe Alter hinein, tun können. Zum besseren Verständnis muß ich jedoch auch negative Aspekte erläutern.

Die Tendenz einer degenerativen Entwicklung der Menschen durch Fehlernährung zeichnet sich immer deutlicher ab.
Beschäftigt man sich mit Ernährungsfragen, so sieht es geradezu so aus, als ob wir uns einem weltweiten Ernährungsexperiment zur Verfügung gestellt hätten. Wir sind auf dem Wege, eine seit Jahrhunderten bewährte Ernährungsweise und Kostform aufzugeben. Ein Großteil der Bevölkerung ernährt sich sprichwörtlich von »neu konstruierten« Lebensmitteln.
Der sogenannte »Fortschritt industriell hergestellter Nahrung« hat uns bisher keineswegs die ersehnte Gesundheit gebracht. Ganz im Gegenteil: schmerzvolle Folgen sind die »ernährungsbedingten Erkrankungen«.
Da nur wenige Menschen wissen, welche Erkrankungen durch Fehlernährung entstehen können, möchte ich diese aufzählen:

1. Am bekanntesten ist und wohl an erster Stelle steht der Gebißverfall durch Zahnkaries oder Parodontose.
2. Die Erkrankungen des Bewegungsapparates. Hierzu zählen die rheumatischen Erkrankungen, z. B. die Arthrose, die Arthritis, die Wirbelsäulen- und Bandscheibenschäden.
3. Alle Stoffwechselkrankheiten. Dazu gehören die Fettsucht, die Zuckerkrankheit (Diabetes), Leberschäden, Gallen- und Nierensteine und Gicht.
4. Die meisten Erkrankungen der Verdauungsorgane. Viele Menschen leiden heute unter Stuhlverstopfung, Dick- und Dünndarmerkrankungen, Gallenblasen- und Bauchspeicheldrüsenerkrankungen.
5. Gefäßerkrankungen wie die Arteriosklerose, Herzinfarkt, Schlaganfall und Thrombosen.
6. Fehlernährung und Umweltschadstoffe schwächen das Immunsystem. Das führt z. B. zu Entzündungen der Luftwege (was der Volksmund als »Erkältungen« bezeichnet) sowie Nierenbecken- und Blasenentzündungen.
7. Fehlernährung und Umweltschadstoffe sollen auch bei einigen Krebserkrankungen und Allergien mit auslösend sein.
8. Manche Erkrankungen des Nervensystems sind ebenfalls ernährungsbedingt.

»Ernährungsbedingte Zivilisationskrankheiten«. Wie konnte es zu dieser Entwicklung kommen?

Wir haben inzwischen in der Bundesrepublik ca. 18 Mill. Rheumakranke, 2 Mill. Diabetiker, schätzungsweise über 10 Mill. Allergiekranke, auch die Infektanfälligkeit sowie Magen- und Darmentzündungen nehmen erschreckend zu.

42 Milliarden Mark jährlich verschlingt die Behandlung der ernährungsbedingten Krankheiten bereits heute, und es besteht die Befürchtung, daß diese Kosten in den nächsten Jahren sogar noch weiter ansteigen werden.

Das sind alarmierende Zahlen. Wo sind hier die Ursachen zu suchen, was ist an unserer Lebensweise falsch?

Wir haben ein Überangebot verschiedenster Lebensmittel, also müßte unsere Ernährungssituation optimal sein. Hierzu einige Fakten: In der Nachkriegszeit ging es uns verständlicherweise erst einmal darum, satt zu werden und keinen Hunger zu leiden. Die landwirtschaftliche Mehrproduktion, heute zur besorgniserregenden Überproduktion ausgeartet, wirkte beruhigend auf uns. Wir haben jedoch durch die letzten reichen Jahren das Wissen einer

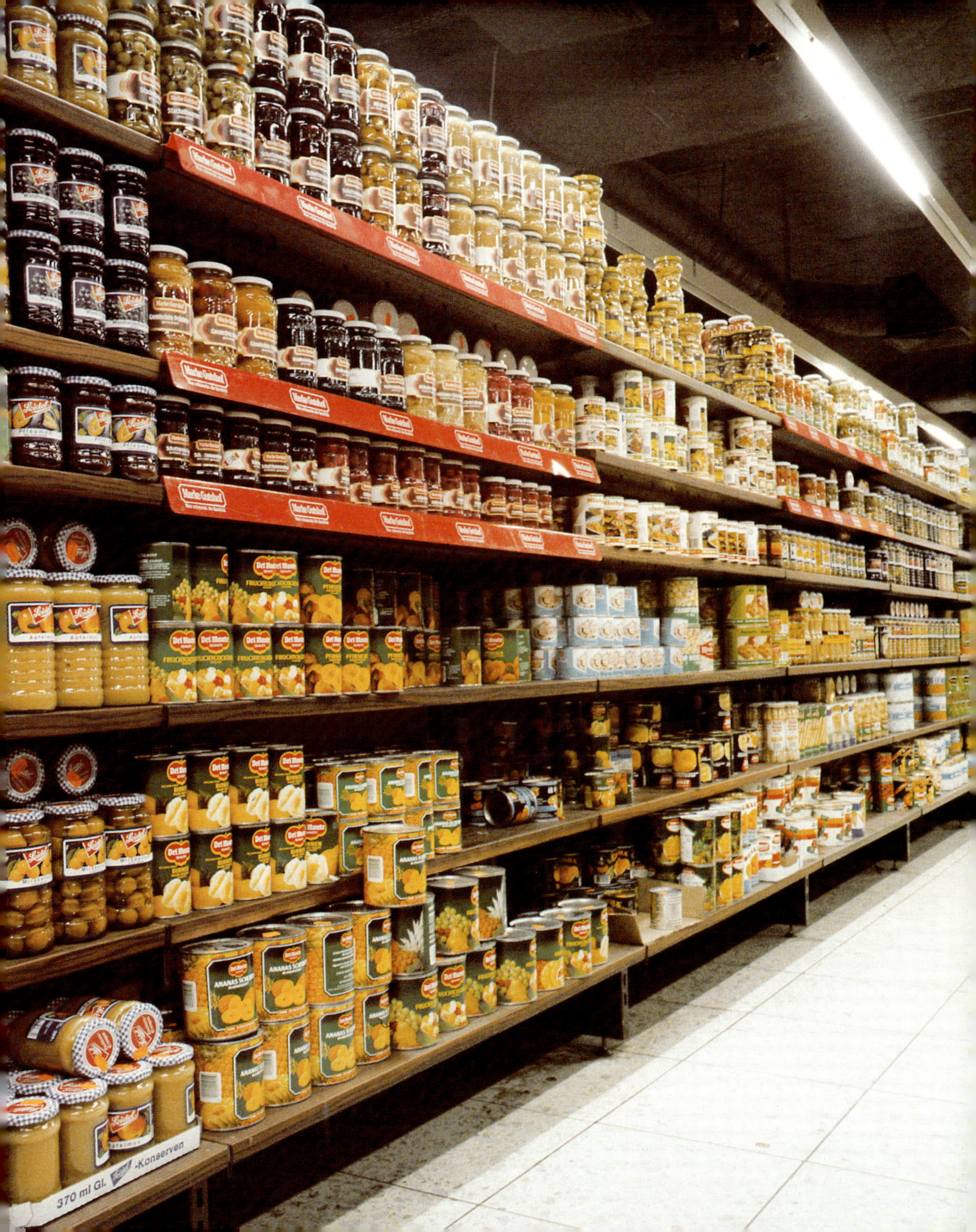
Marke Gutshof
Del Monte
370 ml Gl.
-Konserven

natürlichen Ernährungsweise verlernt. Im Laufe der letzten 100 Jahre, im Zuge der fortschreitenden Technisierung wurden unsere gesunderhaltenden Lebensmittel zunehmend industriell bearbeitet; sie wurden laut vieler werblicher Aussagen »verfeinert« und »veredelt«. Die Frage stellt sich jedoch, ob wir ein Naturprodukt überhaupt verfeinern oder veredeln können? Der Gesundheitsaspekt spielt in vielen dieser Werbeslogans der Lebensmittelindustrie eine große Rolle. Sie als Verbraucher sind da einfach überfordert.

Durch diese von uns kaum wahrgenommene Programmierung wurden unsere Essensgewohnheiten in äußerst bedenklicher Art und Weise verändert.
Diese Entwicklung ist auch bedenklich, da es uns heute im großen und ganzen um den Geschmack geht. Wie naturgemäß ist aber unser heutiger Geschmack noch? Geschmack ist eine Form von Sinneswahrnehmung, die von Gewohnheiten beeinflußt werden kann. Gewohnheiten, die zur »Einheitsnahrung« führen können. Und sehr schnell kann dann daraus Mangelernährung resultieren.

Resignation wäre hier aber fehl am Platze und scheint Sie auch nicht zu betreffen, denn sonst hätten Sie nicht dieses kleine Buch in der Hand.

Nach meiner Erfahrung werden immer mehr Menschen hellhörig und aufmerksam. Sie haben in der Nahrung jenen Gesundheits- und Umweltfaktor erkannt, mit dem wir Menschen unvermeidlich am engsten verbunden sind. Sie wollen wissen, welche Bestandteile sich in ihrer Nahrung befinden.

Mir ist gerade im letzten Jahr aufgefallen, daß Kunden den Gemüsehändler oder die Verkäuferin fragen: »Ist dieses Gemüse jetzt zu dieser Jahreszeit besonders gesund?« Die Antworten fallen nicht immer sehr zufriedenstellend aus. Jeder einzelne sollte sich über die gesunde, tägliche Ernährung ein möglichst umfangreiches Wissen aneignen.

Dies ist bei dem reichlichen Informationsangebot der Nahrungsmittelhersteller sicher nicht ganz einfach. Unser erster Gedanke ist natürlich: hier liegt eine wesentliche Aufgabe bei den Medizinern! Ärzte erfahren jedoch während ihrer Ausbildung so gut wie nichts über ursächliche Zusammenhänge von »Ernährung und Gesundheit«. Im Laufe der medizinischen Entwicklungsgeschichte hat sich das Studium der Ärzte immer mehr in die Bereiche der Naturwissenschaften Chemie und Physik hineinbewegt. In dieser exakt analytisch denkenden Wissenschaft wurde alles ausgeklammert, was nicht beweisbar ist.

Somit konnte sich ein »Facharztsystem« entwickeln, d. h. die Behandlung des Menschen erfolgt nicht als Einheit für sich

(Einklang von Körper, Geist und Seele), sondern nach Teilbereichen des Körpers. Der Mensch wird dabei immer weniger als ganze Einheit gesehen. Somit fehlt uns der Blick für das Ganze, was eine gefährliche Entwicklung darstellt.

Die rapide Zunahme ernährungsbedingter Krankheiten führte in den letzten Jahren bei vielen Betroffenen dazu, sich über das »Selbststudium« den Naturheilverfahren zuzuwenden. Diese werden von sogenannten »Außenseitern« praktiziert, welche oft mit Methoden arbeiten, die besonders im Frühstadium einer Erkrankung wieder zur Rückkehr ins normale Leben oder sogar zur vollständigen Heilung führen.

Es wird höchste Zeit, daß die Ärzte sich verstärkt mit der Präventivmedizin (echte Vorsorge, Ursachenfindung) befassen und dabei sehr intensiv die Ernährung mit einbeziehen. Durch eine solche medizinische

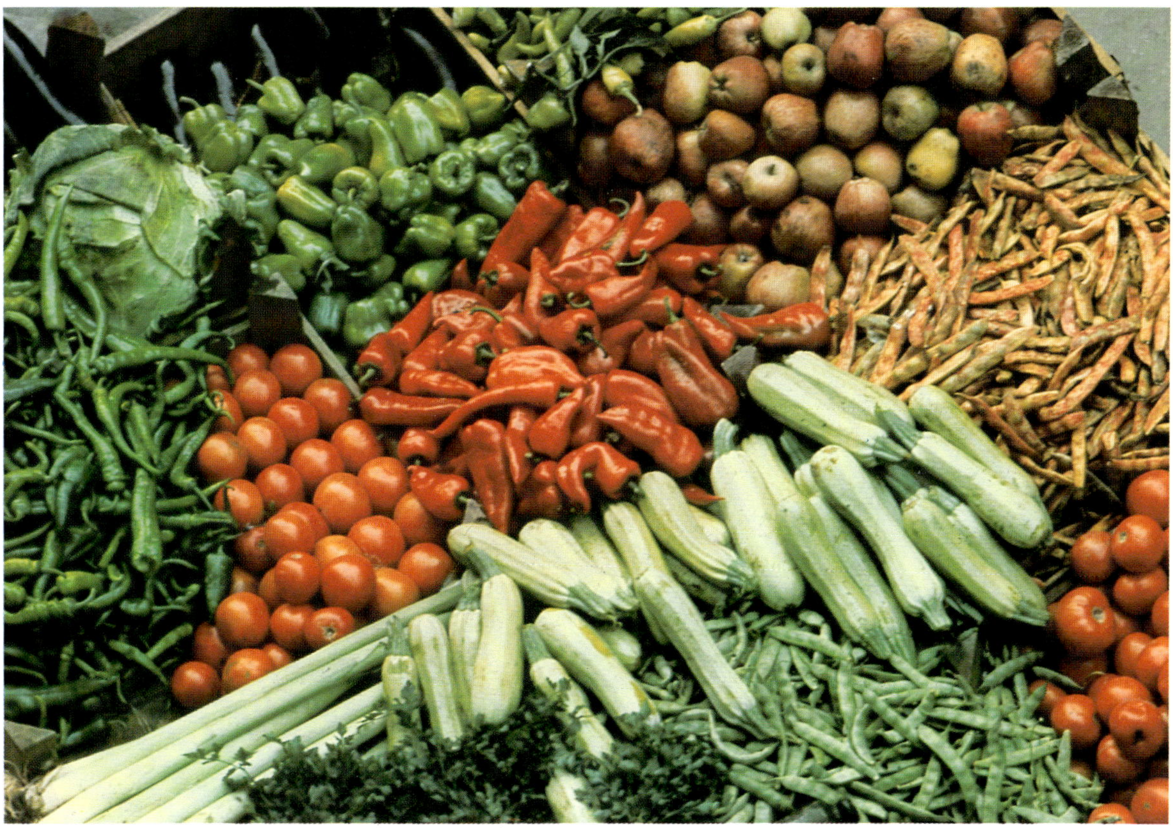

Weiterentwicklung könnte vielen Menschen geholfen werden.

Erste Ansätze hierzu sind bereits zu erkennen: In der Münchner Universität wird innerhalb einer Projektarbeit die »Vollwert-Ernährung« mit ins Studium einbezogen (Prof. Leitzmann).

Anhand von zahlreichen Tatsachen läßt sich beweisen, daß in den westlichen Industriestaaten sogenannte Degenerationserscheinungen fortschreiten, daß die Entartung von Zellen, Geweben und Organen zu schmerzhaften Leiden führt und daß unsere Jugendlichen heute immer mehr unter Krankheiten leiden, die früher als »altersbedingt« bezeichnet wurden.
Wir müssen uns fragen, welche der vielen als »gesund« bezeichneten Ernährungsformen die »richtige« ist. Sollten wir wieder zur »Urnahrung« zurückfinden? Wie haben unsere Vorfahren überhaupt gelebt?
Zu diesem Thema folgen hier einige kurze Auszüge aus einem Referat von William R. Hood, Professor an der PH. D. University of Oklahoma, über das Indioleben der Tarahumara (1970 im »Wendepunkt« veröffentlicht):

»Im äußerst rauhen, schluchtendurchklüfteten Felsgebirge im Nordwesten von Mexico leben die Tarahumara-Indios, ein kleines Völkchen von ca. 50.000 Seelen auf einem Gebiet von etwa 130.000 Quadratkilometern. Sie führen dort ihr ursprüngliches Indioleben (ich hoffe, daß sie dies auch heute noch tun). Man sagt von ihnen, daß sie eine stabile, in sich selbst ruhende, gesunde und umweltverbundene soziale Ordnung haben. Sie haben großen Kontakt zu ihrer Umgebung, jedoch haben sie nie »Zivilisationsgelüste« gespürt.
Bekannt wurden sie insbesondere durch ihre phänomenale körperliche Leistungsfähigkeit.
So besuchen sich Familien gegenseitig und legen hierbei Fußwege von 250 km zurück, beim gelegentlichen Jagen sind sie 2 Tage ununterbrochen unterwegs; sie jagen das Wild solange, bis es erschöpft ist.
Sie haben große Freude an sportlichen Spielen, wie z. B. am Fußball-Rennen. Hier laufen zwei Mannschaften im Wettbewerb gegeneinander; dies geschieht in vierundzwanzig bis achtundzwanzig Stunden ohne Rast; während des Wettbewerbs werden zwischen 150 – 300 km zurückgelegt.«

Wovon leben diese »Höchstleistungs-Menschen«? 70-80% ihrer Kalorienzufuhr besteht aus Mais, der andere Teil der Nahrung meist aus Indio-Böhnchen sowie hin und wieder Malvenspinat und Beeren. Fleisch ist eine seltene Ausnahme, und Milchprodukte kennen sie überhaupt nicht.

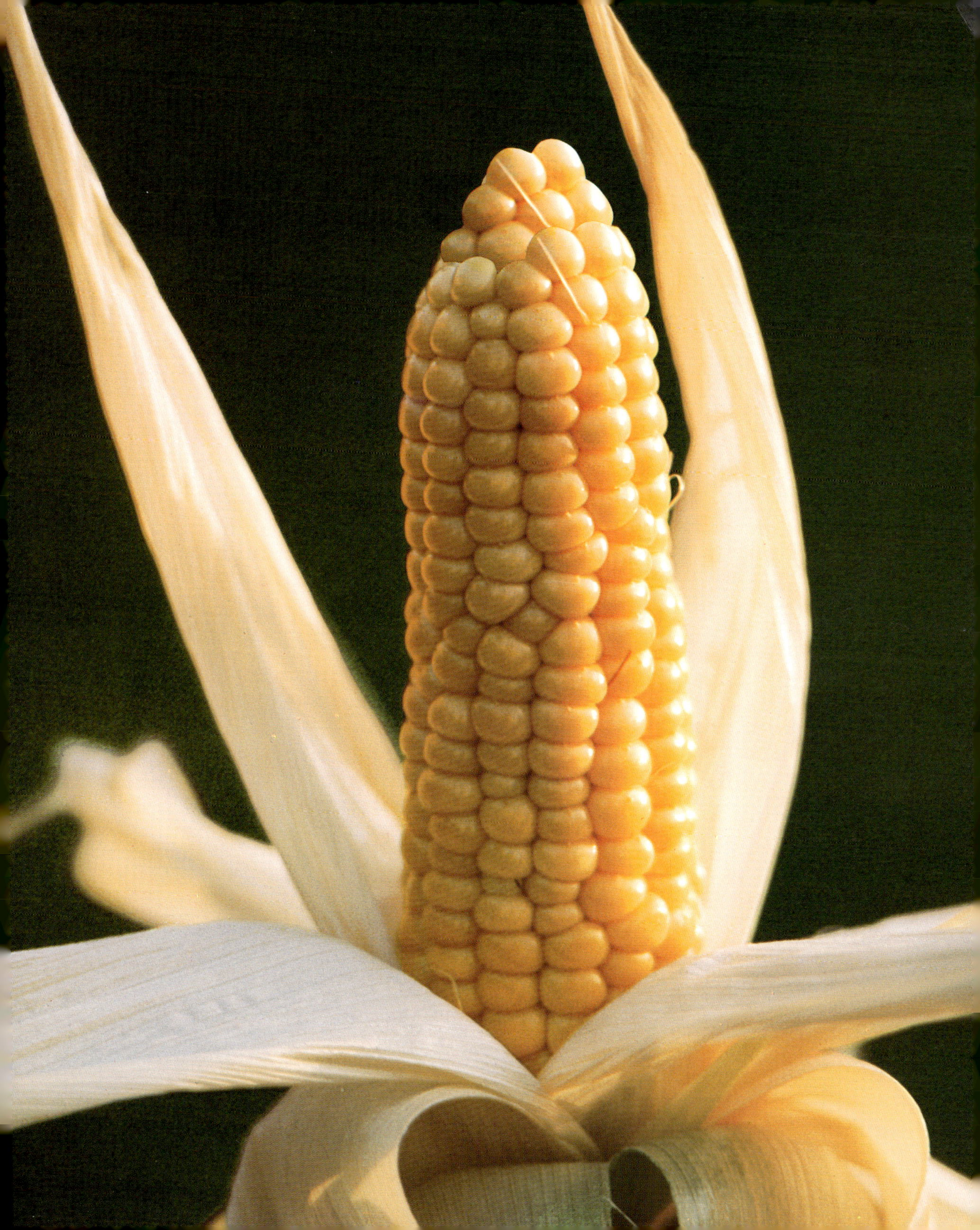

Es gibt eine Vielzahl von Naturvölkern, über die man ähnliches berichten könnte. Ein Beispiel ist auch das Völkchen »Hunza«, das im Himalaya-Gebirge lebt, im nordwestlichen Karakorum, wo es, abgeschirmt von der Außenwelt, eine unglaubliche Vitalität entwickelt. Es handelt sich hier um ein sehr fleißiges Völkchen, das jedoch in punkto Ernährung vielfältiger lebt, als die »Tarahumara«. Bei ihnen gibt es Milchprodukte, Honig, Obst, reichlich Gemüse und Hülsenfrüchte und Getreidegerichte. Besonders beliebt ist ein ungesäuertes Fladenbrot aus Hirse. Ganz selten gibt es Fleisch.

Mit der vorstehenden Schilderung möchte ich verdeutlichen, daß es sicher aufgrund von klimatischen und geographischen Gegebenheiten im Laufe der Entwicklungsgeschichte schon die unterschiedlichsten Ernährungsformen gegeben hat!

Vergleicht man aber diese diversen ursprünglichen Ernährungsweisen miteinander, so haben sie alle eines gemeinsam: die Menschen nehmen fast ausnahmslos ihre Nahrung naturbelassen zu sich. Es gibt keine Entwicklung, keinen sogenannten »Fortschritt«, die Nahrung zu »verfeinern« oder unserer Zivilisation (unserem Geschmack/unseren Gewohnheiten) anzupassen.

Interessante Aussagen zu diesem Thema lassen sich auch aus Ostafrika melden, und zwar aufgrund der wissenschaftlichen Un-

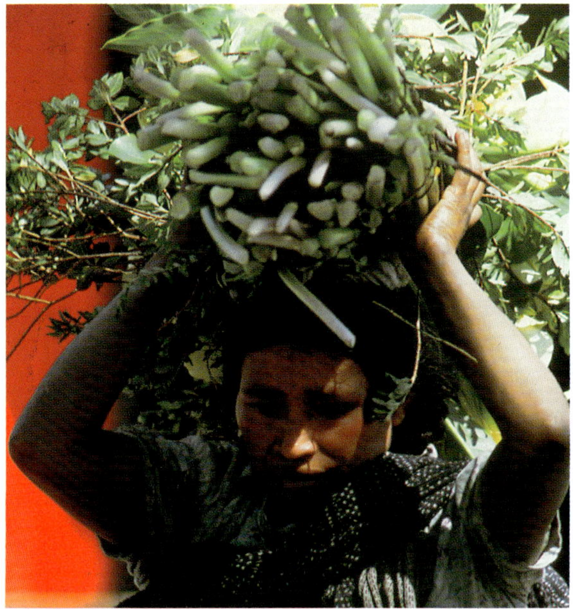

tersuchungen, die Dr. Denis Burkitt 1972 gemacht hat. Er schreibt: »Eingeborene, die aus ihrer Dorfgemeinschaft gelöst in britische Dienste treten und dort die Essensgewohnheiten der Europäer übernehmen, zeigen bereits nach 2 Jahren die gleichen Zivilisationserkrankungen wie die Weißen«.

Das heißt, bringen wir unseren Lebensstil, unsere zivilisierten Eßgewohnheiten zu diesen Menschen, so passen sich diese Naturvölker an. Sie leiden mit uns an den ernährungs- und umweltbedingten Zivilisationserkrankungen. Nachweislich ist eine tiefgreifende Veränderung des Gesundheitszustandes der »Primitivvölker« erfolgt, wenn sie unsere denaturierte Zivilisationskost übernommen haben.

Wie konnte es aber in der Ernährung hochstehender Kultur- und Industrienationen zu einer so gravierenden Fehlentwicklung kommen?
Nun, unsere Ernährungswissenschaftler entwickelten in der Nachkriegszeit Methoden, alle Nahrungsmittel einzeln, analytisch zu untersuchen.

Man erkannte zuerst die drei Grundnährstoffe: »Eiweiße, Fette und Kohlenhydrate«. Man glaubte, ein Mensch könne sich gesunderhalten, wenn er diese energieliefernden Stoffe, nach Brennwerten bzw. dem Energiebedarf des Einzelnen berechnet, in ausreichender Form zu sich nähme. Die Kalorientabelle war geboren!

Dann erkannte man, daß außer den drei lebenswichtigen Grundnährstoffen auch anorganische Stoffe dem Körper zugeführt werden müssen, wie z. B. Kalium, Calcium, Natrium, Magnesium und Eisen. Es war eine Ernährungslehre entstanden, die es schon für »Gesunderhalten« hielt, wenn man mit Nährstoffen künstlich angereicherte Nahrungsmittel einnähme.

Nur so konnte überhaupt die noch heute in der Öffentlichkeit verwendete Kalorienlehre (oder Joule-Lehre) entstehen. Endlich gab es eine meßbare Methode, Nährstoffe zu erfassen – ein wahrer Rausch des Kalorienrechnens verbreitete sich in den ach so zivilisierten Industriestaaten.

Jedenfalls führte diese Lehre zu einer quantitativen Bewertung: Gesundheit ausgedrückt in Gramm, Milligramm und Kalorien. Nahrungsmittel, die reichlich Eiweiß, Fett und Kohlehydrate enthielten, standen ganz oben auf der Wertskala. Die Qualität aber blieb im Hintergrund, so als seien alle Nahrungsmittel mit identischen Nährstoffwerten per se von gleicher Qualität.

Im Laufe der Jahrzehnte entdeckte man weitere lebenswichtige Inhaltsstoffe in den Lebensmitteln, wie z. B. die Mineralstoffe und werterhaltende Vitamine (Entdeckung erst 1920-1930). Man hätte logischerweise erkennen müssen, daß es noch ebenso lebenswichtige Stoffe in unserer Nahrung gibt, welche zum Teil noch nicht erforscht und analytisch noch nicht beweisbar waren.
An dieser Stelle möchte ich erwähnen, daß der Einfluß verschiedener Wirkstoffe in der Kalorienberechnung nicht beachtet wurde und wird; bis heute ist ein Abwenden vom rein technischen Denken noch nicht geschehen.

Den größten Teil unserer heute industriell verarbeiteten Nahrungsmittel stellt man immer noch nach dem Prinzip dieser alten und längst überholten Ernährungslehre her. Die fortschreitende Entwicklung in der Ernährungsindustrie ermöglichte, »wissenschaftlich anerkannte« Veränderungen an unseren ursprünglichen Lebensmitteln vorzunehmen.

Dann wurden warnende Stimmen laut, die auch neue Erkenntnisse zeigten. Dies waren die sogenannten »Außenseiter«, die erst einmal totgeschwiegen wurden. Danach wurden sie offen bekämpft und im heutigen Zeitgeschehen sind sie, wenn auch insgeheim, inzwischen anerkannt.

Die »Außenseiter« haben mit starkem persönlichen Einsatz eine zeitgemäße Ernährungslehre verbreitet, so zuerst der Schweizer Arzt Dr. Maximilian Oskar Bircher-Benner, der dem bekannten Bircher-Benner-Müsli seinen Namen gegeben hat. Ein anderer ist Dr. med. Otto Bruker, der durch eine Vielzahl von Büchern, Vorträgen und seine ganzheitsmedizinische Behandlung in der renommierten Klinik Lahnhöhe weltbekannt wurde.

In diesem Zusammenhang muß aber auch der Zahnarzt Dr. Johann Schnitzer aus dem Schwarzwald genannt werden, der auf der Suche nach den Ursachen der Karies auf Zusammenhänge zwischen Ernährung und Gesundheit stieß. Bekannt ist inzwischen auch Prof. Leitzmann, der sich im Universitätsbereich für die »Neuzeitliche Ernährungslehre« stark einsetzt.
Die dringend notwendige Reform der Ernährungslehre wurde last but not least wissenschaftlich untermauert durch den Ernährungswissenschaftler Prof. Walter Kollath. Er lieferte hierzu in mühevoller Kleinarbeit das exakte wissenschaftliche Fundament.

Die nun von mir so hervorgehobene »Neuzeitliche Ernährungslehre« sagt folgendes aus:
Man bemißt den echten Wert unserer Nahrung nicht nur nach den drei Grundnährstoffen Eiweiße, Fette und Kohlenhydrate, sondern nach ihrer Lebendigkeit und Natürlichkeit, d. h., nach der Ausgewogenheit der Vitalstoffe.

Eine naturbelassene Nahrung enthält nicht nur alle Nährstoffe, sondern auch alle lebenswichtigen (essentiellen) Wirkstoffe, die für die Verwertung der Nahrung in unserem Körper notwendig sind.

Alle diese wertgebenden Inhaltsstoffe unserer Lebensmittel und Nahrung werden unter dem Begriff »Vitalstoffe« zusammengefaßt. Dazu gehören: Vitamine (besonders Vitamin B-Komplex) sowie alle Mineralstoffe und Spurenelemente, die

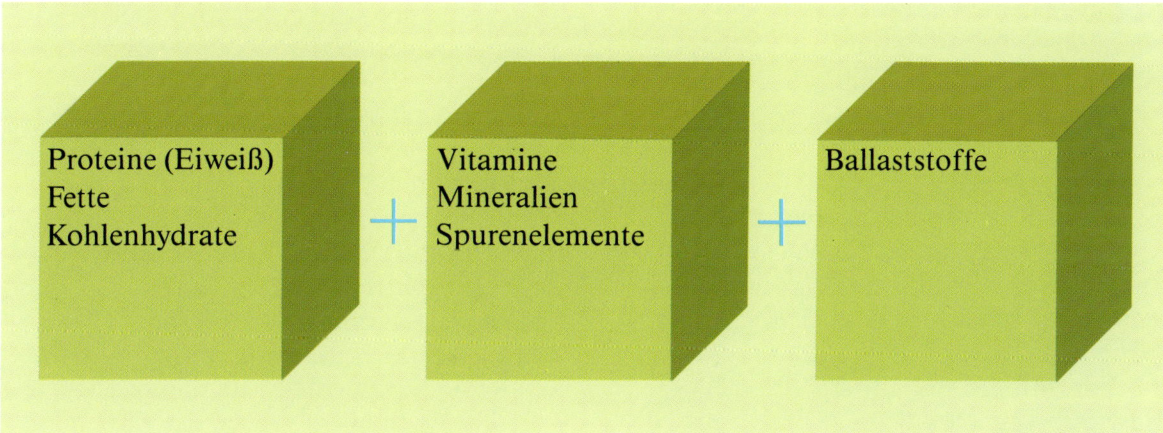

Enzyme, ungesättigte Fettsäuren, natürliche Aromastoffe, Faserstoffe (Ballaststoffe) und biologische Wirkstoffe, die laut der Ernährungswissenschaft in winzigen Spuren auftreten, aber bisher kaum analytisch faßbar sind.

In vielen Fütterungsversuchen an Tieren hat sich gezeigt, daß winzige Spuren eines Stoffes tiefgreifende Wirkungen haben können. Wohl der »berühmteste« Satz aus dem Munde des hochgeschätzten Ernährungswissenschaftlers Prof. Dr. Werner Kollath lautet:

»Laßt unsere Nahrung so natürlich wie möglich«

Viele Haushalte und Verbraucher sind völlig verunsichert über den Wert oder Unwert künstlich hergestellter Vitamin- oder Mineralpräparate, den sogenannten »Nahrungsmittelnährzusätzen«.

Das bedeutendste englische Ärztefachblatt »The Lancet« schreibt hierzu: »Die Vitamintherapie steht jetzt im Stadium verschiedener Meinungen, da von den begeisterten Berichten einer nach dem anderen widerlegt worden ist«. Und an anderer Stelle heißt es im gleichen Blatt unmißverständlich: »Die beste Vitaminbehandlung besteht in der Zufuhr frischer Nahrung.«

Auch die deutsche Bundeszentrale für gesundheitliche Aufklärung kommt in ihrer Veröffentlichung »Ernährung heute« im Juli 1985 zu einer ähnlichen Schlußfolgerung. Hiernach sind Nährstoffkonzentrate oder ähnliche Präparate nicht erforderlich, weil naturbelassene Lebensmittel alles enthalten, was der menschliche Organismus benötigt.

Prof. Kollath veröffentlichte in seinen wissenschaftlichen Fachbüchern eine Nahrungswert-Tabelle und nannte sie ganz bewußt und für jeden Laien verständlich und umsetzbar:

»Die Ordnung unserer Nahrung«

Diese Tabelle machte einen klaren Unterschied zwischen dem Begriff »Lebensmittel« und »Nahrungsmittel«. »Lebensmittel« sind hierbei die vollwertigen Produkte der Natur. Unter dem Oberbegriff »Nahrungsmittel« erfassen wir alle Naturprodukte, die durch menschlichen Eingriff verändert und in ihrer Qualität dadurch minderwertig bzw. nur noch teilwertig sind.

Die meisten Menschen leben heute kaum noch von Lebensmitteln, sie leben von Nahrungsmitteln oder Präparaten, d. h., sie leben größtenteils von Erhitztem, Konserviertem, von Sterilisiertem, Pasteurisiertem, von Nahrungsmitteln, die meistens im Supermarkt gekauft werden.
Diese sind mit Farb- und Aromastoffen, Emulgatoren, Verdickungsmitteln, Antioxidantien, Stabilisatoren, Trenn- und Säuerungsmitteln etc., etc., etc. »verfeinert«.

Ursprüngliche Lebensmittel werden heute oft nur mit dem Ziel bearbeitet, daß sie lange haltbar sind. Zu den wichtigsten Zielen unserer hochmodernen Nahrungsmittelindustrie gehört offensichtlich die Lagerfähigkeit und eine transportfreundliche Verpackung der angebotenen Ware.

In diesem verwirrenden Durcheinander verschiedener Aussagen auf dem Gebiet der Gesundheitsernährung begann die Nahrungsindustrie durch eine systematische Werbung mit vielversprechenden Aussagen, ihre Produkte abzusetzen.
In dieser Gesamtentwicklung, der Fehlsteuerung der Ernährungslehre, der Unwissenheit in der Bevölkerung und den starken wirtschaftlichen Interessen der Industrie liegt, um es noch einmal ausdrücklich zu betonen, die Ursache der immensen Verbreitung ernährungsbedingter Krankheiten.

Genauso wie bei den Erkrankungen durch toxische Stoffe in unserer Umwelt, muß an dieser Stelle der sogenannte »Zeitfaktor« erwähnt werden.
Die Entstehung ernährungsbedingter Krankheiten dauert oft viele Jahre, oft 20 Jahre und mehr, bis eine dieser Erkrankungen spürbar oder sichtbar wird. Die ist jedoch, je nach Verfassung und Veranlagung des Menschen, unterschiedlich.
Aus diesem Grunde müssen Zusammenhänge von falscher Ernährung und der Entstehung bestimmter Krankheiten rückwirkend erkannt werden.
Prof. Dr. Kollath führte einen interessanten Fütterungsversuch mit Kleinsäuge-

Die Ordnung unserer Nahrung nach
Professor Werner Kollath:

<table>
<tr><th></th><th colspan="3">Lebensmittel</th><th colspan="3">Nahrungsmittel</th></tr>
<tr><th></th><th>a) natürlich</th><th>b) mechanisch verändert</th><th>c) fermentativ verändert</th><th>d) erhitzt</th><th>e) konserviert</th><th>f) präpariert</th></tr>
<tr><td rowspan="4">Pflanzenreich</td><td>Samen I
Ölsaaten
Nüsse
Mandeln
Oliven</td><td>Oele
zerkleinerte Ölsaaten</td><td>Eigenfermente
Hefe
Bakterien</td><td>Gebäcke
aus Vollkorn</td><td rowspan="2">Gebäcke
Dauer-backwaren auch aus Vollkornmehl</td><td rowspan="2">Pflanzliche Präparate
Fabrikfette
raffinierte Öle, Margarinen
Eiweiß
alle Fabrik-zuckerarten
weißer Zucker, brauner Zucker, Trauben-, Frucht-, Milch-, Malzzucker, Süßigkeiten, Sirup, Zucker-konzentrate
Produkte aus Auszugsmehl
(Weißmehl, Graumehl), Stärke, Gries, Nudeln, ge-schälter Reis</td></tr>
<tr><td>Samen II
Getreide</td><td>Mahlprodukte
Vollkornmehl
Schrote</td><td>Breie
ungekocht aus Vollkorn</td><td>Breie
gekocht aus Vollkorn</td></tr>
<tr><td>Früchte/Obst
Honig</td><td>Salate
aus Früchten/ Obst,
Naturtrübe Säfte</td><td>Gärsäfte</td><td>Früchte
gekocht</td><td>Fruchtkonserven
Marmeladen</td><td rowspan="2">Aromastoffe, Vitamine, Wuchsstoffe, Fermente, Nährsalze</td></tr>
<tr><td>Gemüse</td><td>Salate
aus Gemüsen</td><td>Gärgemüse
Sauerkraut</td><td>Gemüse
gekocht</td><td>Gemüse-konserven</td></tr>
<tr><td rowspan="2">Tierreich</td><td>Eier</td><td>Blut</td><td>Fleisch
Schabefleisch</td><td>Fleisch
Fisch
gekocht oder gebraten</td><td>Tierkonserven</td><td>Tierpräparate</td></tr>
<tr><td>Milch</td><td>Milchprodukte</td><td>Gärmilch
Quark, Käse</td><td>Gekochte Milch</td><td>Milchkonserven
H-Milch</td><td>Milchpräparate
Säuglings-nahrung
Trockenmilch</td></tr>
<tr><td>Getränke</td><td>Quellwasser</td><td>Leitungswasser</td><td>Gärgetränke</td><td>Extrakte
Teearten
Brühe</td><td>Gemische
Kunstwein</td><td>Destillate
Künstl. Mineralwasser
Branntwein</td></tr>
</table>

tieren durch. Er fütterte sie mit »verfeinerten« Nahrungsmitteln, wie sie zu Dutzenden in den Regalen der Supermärkte stehen. Die Lebensdauer der Kleinsäugetiere blieb unverkürzt, aber es traten bei den Tieren Degenerationserkrankungen auf, die uns von den Menschen her bekannt sind. Prof. Kollath prägte den Ausdruck »Mesotrophie«. Übersetzt heißt dies »Halbernährung«.

Da die meisten Nahrungsmittel durch das viele »Verfeinern« natürlich ein hohes Maß ihrer ursprünglichen Wertstoffe verloren haben, wird auch hier wieder »verfeinert«. Es werden »künstlich« einige Vitamine und Mineralien wieder zugeführt. Und damit der Verbraucher nicht gar allzu nüchtern hinter diese Vorgänge schaut, werden diese »Verfeinerungen« sogar noch besonders kundenfreundlich herausgestellt.
Es fehlen aber bei dieser sogenannten Halbernährung lebenswichtige und gesundheitserhaltende »Vitalstoffe«.

Trotz reichhaltigen Nahrungsangebotes und uneingeschränkten Konsums »verfeinerte« sich gerade in den letzten 20 Jahren unsere Zivilisationskost so, daß es zu einem angsterregenden starken Anstieg von bis dahin wenig verbreiteten Erkrankungen bei uns kam.

Durch ernährungsbedingte Krankheiten leiden heute in unserem Land ca.
2 Millionen Menschen an Diabetes
10 Millionen Menschen an Bluthochdruck
15 Millionen Menschen an Stoffwechselstörungen
18 Millionen Menschen an Rheuma, Wirbelsäulen- und Bandscheibenschäden

In nur zwei Jahrzehnten sind ernährungsbedingte Krankheiten angestiegen um ca.	
45%	Kreislauferkrankungen
75%	Herzversagen
90%	Leberzirrhose
150%	Zuckerkrankheit

Jede 4. Krankheit ist verursacht durch falsche Ernährung

Bundesgesundheitsministerium
Bonn, Mai 1986

Die Ordnung unserer Nahrung

Was hat sich verändert, wie sieht die heutige »Normalkost« aus?

Prof. Kollath erstellte hierzu eine Tabelle, diese schematische Aufstellung finden Sie auf Seite 27. Dieses Schema ermöglicht es Ihnen zu beurteilen, ob Sie sich bisher von der so oft erwähnten Industrienahrung oder aber von gesunderhaltenden Lebensmitteln ernährt haben.
Sie finden in der linken Rubrik die große Unterteilung mit der Bezeichnung »Lebensmittel«. Hier sind die Produkte aufgeführt, die den Anspruch haben »lebenserhaltend« zu sein. Rechts finden Sie dann Nahrungsmittel, die heute in erster Linie zur Hungerbeseitigung benutzt werden. In den Wertstufen »a – f« ist gut die »Rangordnung« zu überschauen.

Diese Tabelle wurde nach ernährungsphysiologischen Erkenntnissen erstellt und nicht nach der Zunahme von Schadstoffen in unserer Nahrung (siehe Kapitel »Schadstoffe«).

In der Rubrik a) »natürlich« kann einiges von uns so verzehrt werden, wie es von der Natur gegeben ist: z. B. Nüsse, Oliven, Getreide, Früchte, Obst, Gemüse, Salate oder auch die Milch.

Unter b) »mechanisch verändert« sind alle kaltgepreßten unraffinierten Öle, Vollkornmehl und Vollkornschrot, Gemüse zerkleinert zur Salatherstellung oder auch zerkleinertes Obst, naturtrübe Säfte aus dem ganzen Obst oder Gemüse (mit Trester) und Milchprodukte wie Butter, Rahm und Quark aus Rohmilch.

Unter c) sind »fermentativ« veränderte Lebensmittel aufgeführt. Was heißt das?
Bei der Herstellung kommt es zuerst zu einer Wertminderung durch Oxidationsprozesse (Luftzufuhr) des ursprünglichen Lebensmittels. Mikroorganismen wie Bakterien veranlassen dann Gärung und Säurebildung, dies hat sehr viele Vorteile und führt regelrecht zu einem neuartigen Lebensmittel. Lebensmittel werden hierbei mit Stoffen angereichert, die krankheitsverhütende Wirkung haben, wie z. B. durch die Milchsäurevergärung.
Fermentative Veränderung ist ein außerordentlich gutes und billiges Verfahren, verderbliche Lebensmittel haltbar zu machen. Am bekanntesten sind hier wohl das Sauerkraut, saure Bohnen, Gärsäfte und Gärmilch, auch nach ursprünglicher Art hergestellte Weine und Bier, zählen hierzu.

Und dies sollten Sie besonders beachten: Nur die Tabellenbereiche a – c enthalten alle Vitalstoffe, die diesen aufgeführten Lebensmitteln besonders eigen sind!
Voraussetzung ist natürlich auch eine schonende Zubereitung und möglichst frischer Genuß. Ein Großteil der täglichen Ernährung sollte unbedingt aus diesen Lebensmitteln zusammengesetzt sein. Wie dies möglich ist und welche kulinarischen Köst-

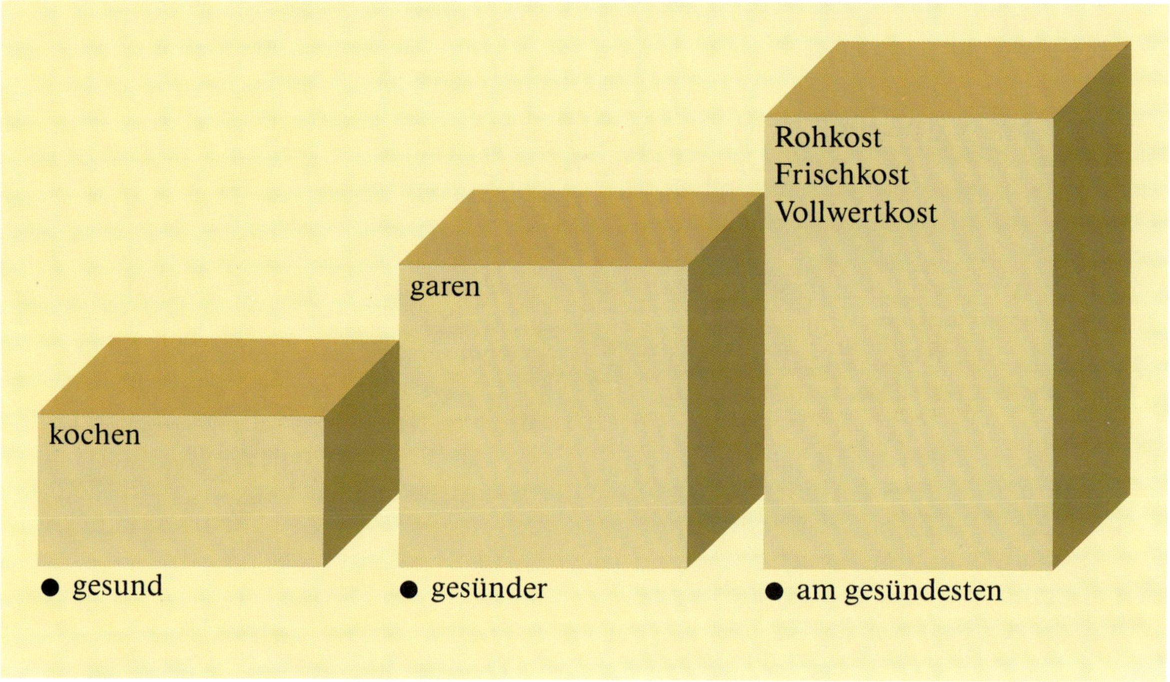

lichkeiten dabei entstehen können, finden Sie dann im praktischen Teil dieses Buches.

Schauen Sie sich nun die nächste Übersicht an, den Bereich »Nahrungsmittel«. Sie können erkennen, daß eine zunehmende qualitative Wertminderung des ursprünglichen Lebensmittels zu beobachten ist von den Buchstaben d über e bis hin zu den präparierten Nahrungsmitteln unter f.

Mit d) »erhitzen« fängt es damit an, daß nicht mehr der Vollwert, sondern nur noch ein Teilwert erhalten bleibt. Sicher will keiner von uns mehr das Feuer missen. Die erste Nutzung des Feuers zu Ernährungszwecken war übrigens Braten und Rösten am offenen Feuer. Erst 10.000 vor Christi lernte man die ersten Tongefäße herzustellen und konnte darin kochen.

Je nachdem, wie stark gekocht, zerkocht wird, geschieht eine tiefgreifende Veränderung des Lebensmittels durch diesen Hitzeprozeß.

Trotzdem wollen wir natürlich nicht auf warme Mahlzeiten verzichten. Deshalb sollten wir die Produkte, die unter d) aufgeführt sind, sehr schonend behandeln. Unter d) sind nur vollwertige Lebensmittel aufgeführt, die vor der Erhitzung noch alle

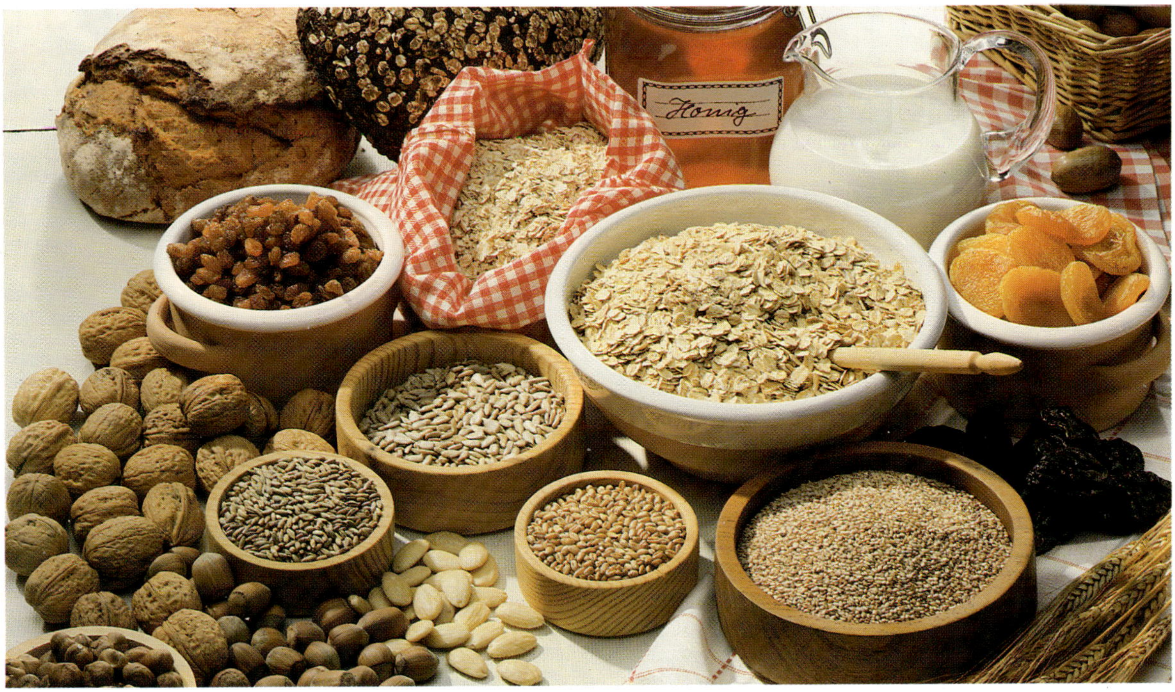

wichtigen Bestandteile enthalten und die höchstens mechanisch verändert wurden. Beim Brot z. B. ist nur das aus dem vollen Korn gebackene Brot gemeint. Gemüse wird gereinigt und sollte nur gedünstet werden, damit der Biß erhalten bleibt. Kartoffeln werden möglichst mit Schale in wenig Wasser gegart, wobei das Kochwasser weiter verwendet wird. Hiervon ausgenommen sind Kartoffeln mit Keim wegen des Giftstoffes Solanin.

Die in der Tabelle aufgeführte Milch ist die pasteurisierte Milch, die nur bis ca. 60-70 Grad erhitzt wird.

Unter e) »konservieren« sind konservierte Nahrungsmittel aufgeführt, die ein Großteil der Bevölkerung täglich verzehrt. Konserven sind eigentlich nur zur Lagerung für Notzeiten echt sinnvoll. Sie besitzen kaum lebenserhaltende Inhaltsstoffe und werden hauptsächlich aus wirtschaftlichen Zielen (Profit) seitens der bearbeitenden Industrie hergestellt. Lange Haltbarkeit und günstige Transportmöglichkeiten stehen hier allein im Vordergrund. Die Grundstoffe dieser Produkte sind schon durch die Verarbeitung völlig denaturiert, d. h. ihrer Natur »beraubt«. Im Vergleich zu d) wird hier Gebäck und Brot nicht mehr aus dem ganzen Korn hergestellt, sondern aus einem Auszug ohne Mehlkern und ohne Randschichten. Durch den hohen Hitzegrad der Sterilisation werden die Vitamine weitgehend zerstört. Die Qualität konservierter Nahrungsmittel geht weiter gegen Null!

Eine ausreichende Produktion von frischen Lebensmitteln (es gibt winterharte und lagerfähige Sorten), Fermentieren, Trockenverfahren und eventuell noch als letzte Möglichkeit Einfrieren, sind die besseren und die »wertschonenderen« Maßnahmen zur Haltbarmachung!

Unter f) finden Sie dann die präparierten Lebensmittel und die sogenannten Präparate. Diese haben mit dem ursprünglichen Lebensmittel nichts mehr gemein.
Hier sind mit Konservierungsstoffen hergestellte Auszugsmehlprodukte, handelsübliche Fette wie Margarine und Öle und die ganzen industriell hergestellten Zuckersorten aufgeführt, von denen die Regale unserer Supermärkte bis zum Bersten voll sind (über Fette und Zucker folgt ein eigenes Kapitel).

In dieser Aufzählung sind auch sogenannte »Extrakte« oder »Auszüge« von Nahrungsmitteln benannt, die mit Zusatz-, Farb- und Geschmacksstoffen angereichert oder »verfeinert« werden müssen, damit sie überhaupt noch einen Geschmack haben.

Auffällig ist auch die Zuordnung der »Säuglingsnahrung«. Hier muß noch viel Wissen vermittelt werden, denn gerade für unsere Kinder, für das Liebste, das wir haben, sollten wir doch das »Beste« tun. Hoffnungsvoll stimmt allerdings, daß trotz aller Belastungen der Muttermilch immer mehr junge Mütter den Wert dieses nicht nachzuahmenden Lebensmittels erkennen.

Die Erkenntnis aber, daß selbst unsere ureigenste Grundnahrung, die Muttermilch, geschädigt sein könnte, sollte uns ernsthaft zu denken geben und zu einem mehr ursächlich umweltbewußten Handeln aufrufen (siehe auch Kapitel: »Schadstoffe in der Nahrung«).

Schadstoffe in der Nahrung

Können wir bei der heutigen Belastung unserer Umwelt mit chemischen Stoffen durch Industrieabfälle, durch Hausmüll oder durch Chemie in der Landwirtschaft (Agrarchemie) überhaupt noch von »gesunder Ernährung« sprechen?

Immer wieder kommt der Kommentar: »Ist es nicht letztendlich egal, was wir essen? Alles ist doch umweltbelastet!«

Daß es keineswegs egal ist, was wir essen, haben Sie bereits dem vorhergehenden Text entnehmen können. Auch bei der Schadstoffbelastung unserer Lebensmittel ist es nicht egal. Auch hier können wir etwas tun, etwas mindern.

Wir genießen zwar den technischen Fortschritt, wachen aber erst so allmählich auf (durch Schreckensmeldungen) und kommen langsam zu der Erkenntnis, daß unser Fortschritt keineswegs immer gleichbedeutend ist mit besserer »Lebensqualität«.

Letztes aufrüttelndes Erlebnis war wohl für alle der Reaktorunfall in Tschernobyl, der für Jahrzehnte unsere Böden mit radioaktiven Substanzen verseucht und vielen Menschen dort vor Ort Krankheit, Leid und den Tod gebracht hat.

Grundsätzlich kann man sagen, eine absolut schadstofffreie Ernährung ist heute nicht mehr möglich. Aber auch »vor Tschernobyl« war diese nicht möglich.

Wir haben persistente Schadstoffe (langlebige Stoffe), wie z. B. Schwermetalle oder chlorierte Kohlenwasserstoffe in unseren Böden und letztendlich auch in unserem Nahrungskreislauf. Stoffe, die für den Menschen krebserregend und organschädigend sein können.

In unserer Nahrung gibt es zusätzlich Rückstände von Chemikalien, die in der konventionellen oder »modernen« Landwirtschaft verwandt werden. Dies sind die Pestizide (Insektizide, Fungizide und Herbizide).

Es gibt da zwar eine Höchstmengenverordnung für Pestizide in Lebensmitteln, aber diese Verordnung ist keineswegs eine Gesundheitsgarantie für den Menschen.

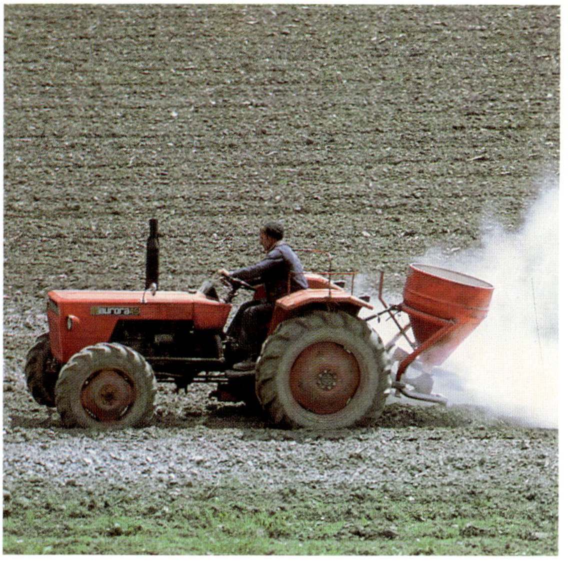

Finanzielle und technische Hindernisse in vielen Untersuchungsämtern ermöglichen nur Stichprobenuntersuchungen. Zudem gibt es keineswegs für alle Pestizide (insgesamt ca. 1.000 – 1.500 Präparate) eine Höchstmengenbegrenzung.

Unser Körper ist ein komplexes biologisches System und keineswegs immer mit den zu Testzwecken gewählten Versuchstierarten zu vergleichen. Wer will mit Sicherheit vorhersagen können, wie wir als Lebewesen »Mensch« auf eine dauernde und – wenn auch geringe – Menge von Gift reagieren? Außerdem werden viele Faktoren bei der Festsetzung dieser Höchstmengen nicht berücksichtigt. Z. B. nicht die Empfindlichkeit oder die geringe Abwehrkraft von Kranken oder auch fehlernährten Menschen, von alten Menschen und insbesondere unseren Kindern, die von klein auf mit allen Belastungen konfrontiert werden.

Schwer anzuprangern ist da besonders der sogenannte Vermischungsparagraph. Mit Schadstoffen kontaminierte Milch darf z. B. mit weniger kontaminierter Milch vermischt werden, um somit der »Höchstmengenverordnung« gerecht zu werden! Grundsätzlich wird dabei wenig an der Gesamtbelastung dieses Lebensmittels verändert.

Auch die Zusammenwirkung von vielerlei Schadstoffen in unserem Körper wurde bei der Festlegung dieser Verordnung nicht beachtet. Neueste Erkenntnisse, unterstützt durch Untersuchungen am lebenden Menschen durch Mediziner und Chemiker der »Klinischen Ökologie«, lassen immer deutlicher werden, daß nicht nur Krebserkrankungen, sondern auch Allergien bzw. allergieähnliche Erkrankungen durch permanente Belastung mit Umweltchemikalien weiter zunehmen werden.

Was können wir tun? Keineswegs resignieren!

Um bei der Ernährung zu bleiben: Jeder Einzelne kann etwas für sich tun, indem er den Schadstoffeintrag in seinem Körper dezimiert. Auch hier muß zu einem geringeren Fleischverzehr wegen der Gefahr von Pharmarückständen und Schwermetallen (Cadmium in Innereien) geraten werden. Gemüse, Obst, Getreide, eventuell auch Fleisch sollten wir, wo immer möglich, aus dem ökologischen Anbau vorziehen. Warum? Eine naturgemäß wirtschaftende Landwirtschaftsform wie der »ökologische Landbau« arbeitet nach festgesetzten Richtlinien und produziert Lebensmittel ohne Einsatz von synthetischen Düngern und ohne Einsatz von Pestiziden.

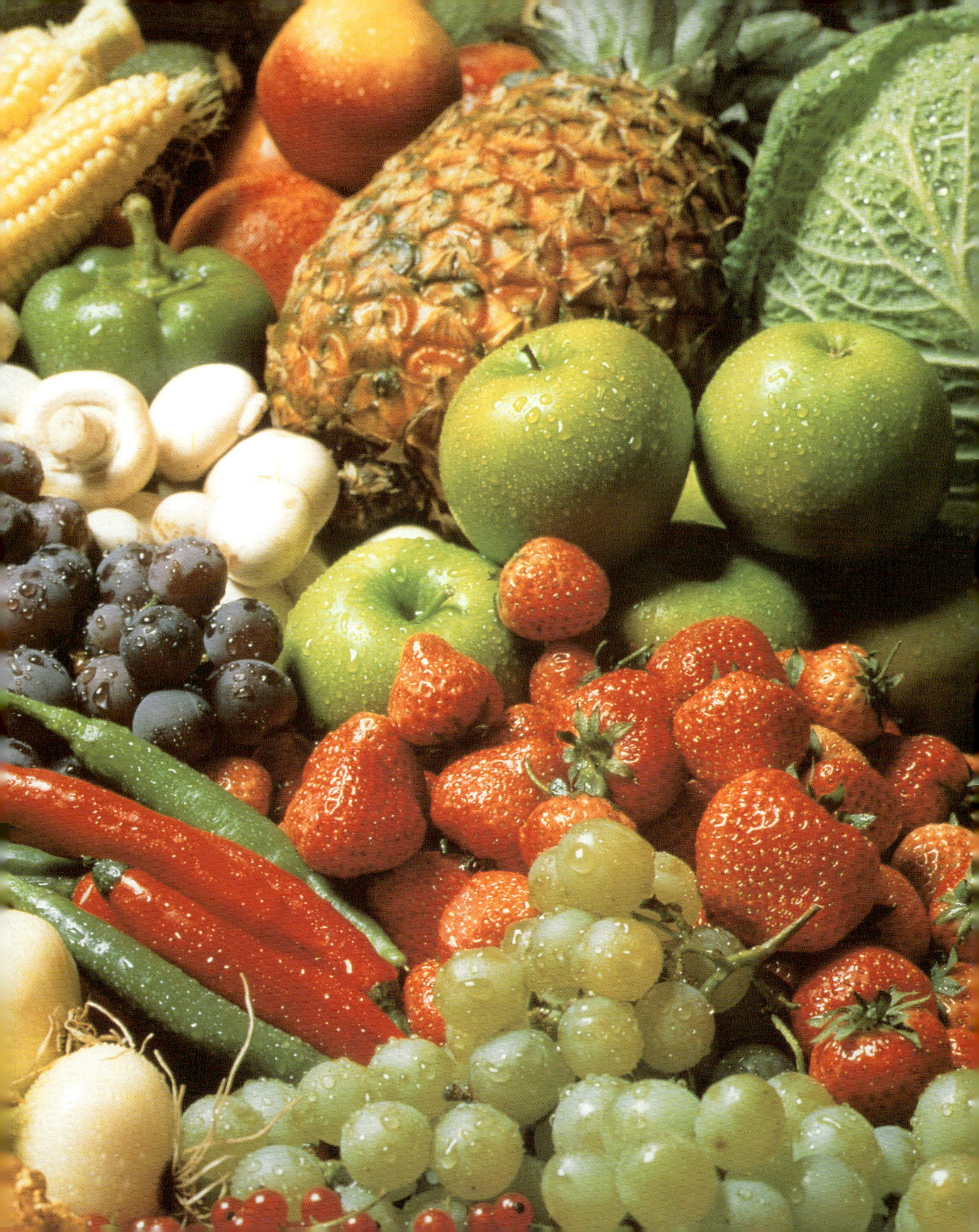

Neue Vergleichsuntersuchungen aus der Schweiz (Prof. Schüpbach) und der Landesuntersuchungsanstalt Sigmaringen zeigen klare Resultate im Vergleich zwischen konventionell und biologisch angebautem Gemüse und Obst: 39,1% der konventionellen Produkte waren mit Pestizidspuren belastet. Bei 6,2% lagen die Chemierückstände sogar über der zugelassenen Höchstmenge! Ökologisch erzeugte Ware war lediglich mit 2,1% durch Rückstände von Ackergiften verunreinigt. Höchstmengenüberschreitungen bei ökologischer Ware kamen nicht vor.

Ähnliche Untersuchungen gibt es auch, die aussagen, daß die Qualität, d. h. der Vitalstoffgehalt bei ökologisch erzeugten Produkten höher ist. Diese Untersuchungen sind außerordentlich schwierig, weil sie von der jeweiligen Sorte, dem Klima, der Jahreszeit und der Bodenbeschaffenheit und einigem mehr abhängig sind.

Eine direkte Aussage kann aber auch jeder für sich bekommen, soweit er noch nicht dem »Einheitsgeschmack« der Industriegeneration verfallen ist: Biologisches Gemüse oder Obst hat einen intensiveren, typischen Geschmack.

Auch bei den Nitratwerten zeigt der ökologische Landbau seine Überlegenheit. Nur bei den Unterglaskulturen sind die Werte wieder in etwa gleich.

Um sicher zu sein, daß Sie wirklich nach den Richtlinien der ökologischen Anbauverbände erzeugte Produkte kaufen, sollten Sie auf folgende Markenzeichen achten: Bioland, Demeter, Naturland, Biokreis Ostbayern und ANOG. Es wird bald ein gemeinsames Kennzeichen für diese nach ökologischen Richtlinien erzeugten Produkte geben, welches Ihnen beim Einkauf Sicherheit gibt.

Zum Abschluß dieses Kapitels möchte ich nochmals betonen, daß uns trotz aller Schadstoffe die Freude an der Speisenzubereitung und am Essen bleiben muß. Sie essen vielleicht nach diesen Ausführungen etwas nachdenklicher und mit mehr Bewußtsein, aber hoffentlich auch mit etwas Dankbarkeit. Noch ist es ja nicht zu spät, und wir könnten ja noch viel Gutes für uns und unsere Umwelt tun!

Gerade wegen der bedrohlichen Umweltbelastung ist es außerordentlich wichtig, die Widerstandskraft Ihres Körpers durch eine vollwertige Ernährung zu stärken und jede mögliche Reduzierung von Schadstoffaufnahmen anzustreben.

Qualitätsnormen: Helfen sie wirklich?

Aber helfen uns da allein die für unsere Lebensmittel gesetzten »Qualitätsnormen« der EG oder unsere »Handelsklassen«? »Die derzeit gültigen Handelsnormen sind größtenteils zur Erleichterung der grenzüberschreitenden einheitlichen Vermarktung geschaffen worden«. So urteilt Prof. Werner Schuphan, Direktor der Bundesanstalt für Qualitätsforschung pflanzlicher Erzeugnisse, Gneisenheim.

Bei Gemüse und Obst geht es z. B. hauptsächlich um einheitliche Größe und gleiche Reifezeit. Dies macht eine mechanische Ernte leichter und Gemüse und Obst lassen sich besser »vorprogrammiert« in fertigen Verpackungen transportieren und lagern.

Der gleiche Prof. Schuphan ermittelte auch, daß bestimmte Pestizide dem Obst eine »lebhafte« Färbung geben. Nach den EG-Qualitätsnormen wäre das, wie er sagt, ein »Spitzenprodukt«, was den Verbraucher durch eine appetitliche Farbe reiche Sonnenlichteinwirkung vortäuscht.
Voll und ganz kann ich auch seine weiteren Aussagen unterstützen, daß extreme Düngung und der Gebrauch von Pestiziden zum Verlust des arttypischen Geschmacks von Gemüse- und Obstsorten führen.

Dies alles wird in der Handelsklassenverordnung nicht berücksichtigt. Unter Genußwert heißt es, daß z. B. ein Apfel frei sein muß von fremdem Geruch und/oder fremdem Geschmack. Also, nach nichts oder nach Wasser darf er ruhig schmecken!

Auch beim Fleisch sind die Handelsklassen mehr auf das Handhaben von Fleischüberschuß ausgerichtet als auf die echte Qualität.

Schreibt doch Udo Pollmer (Lebensmittelchemiker) in seinem Buch »Iß und stirb«: »Das zweite Kriterium für amtliche Qualität bei Äpfeln ist der richtige »Teint« der Apfelbäckchen. Dazu werden die Apfelsorten vorsorglich in vier Gruppen eingeteilt: in rote, in gemischte rote, gestreifte und andere!

Ein Jonathan z. B. muß zu dreiviertel rot gefärbt sein, soll's Extra-Klasse werden. Hat er weniger als ein Zehntel, so nützt ihm der beste Durchmesser und das feinste Aroma nichts. Er wird versaftet...«

Wertstoffgehalt (Vitamine) ist in der Verordnung nicht genannt!

Prof. Schuphan konnte nachweisen, daß Obst und Gemüse mit hervorragendem Geschmack auch im allgemeinen einen höheren Gehalt an Vitaminen, natürlichem Zucker und organischen Säuren aufwiesen. Das heißt: Wohlgeschmack steigert auch den ernährungsphysiologischen Wert.

Wir sollten daher beim Einkauf Obst- und Gemüsesorten fordern, die diesem ernährungsphysiologischem Wert voll entsprechen und somit auch vollwertig sind.

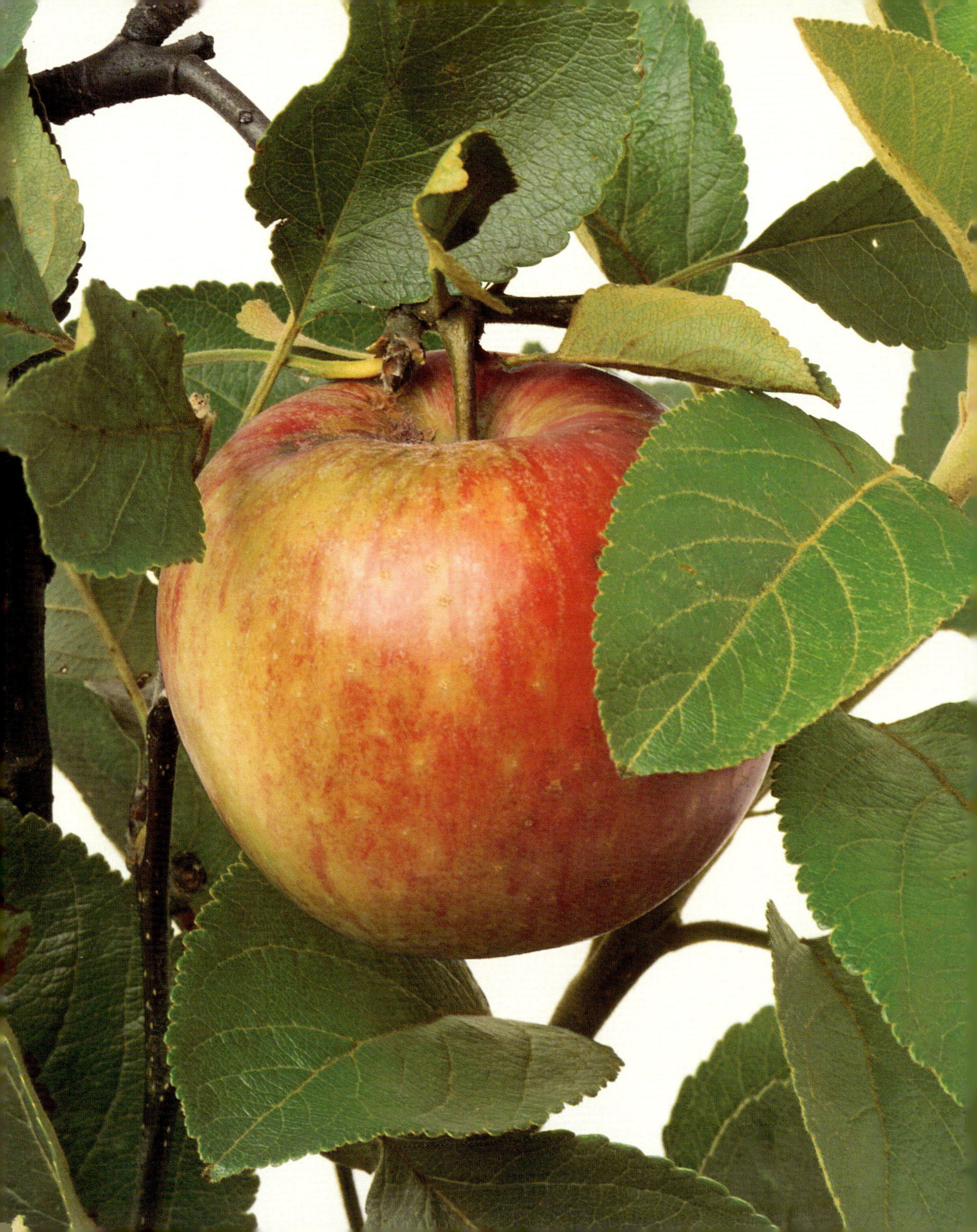

Bekannt ist, daß der Berlepsch-Apfel nicht nur einen wunderbaren Wohlgeschmack hat, sondern auch sechsmal soviel Vitamin C enthält wie der populäre Golden Delicious.

Hat man einen eigenen Garten, bieten sich hierdurch hervorragende Möglichkeiten, den Speisezettel mit biologischem Obst und Gemüse anzureichern (und gleichzeitig die eigene Gesunderhaltung durch körperliche Tätigkeit zu unterstützen). Schmackhafte Äpfel (aber auch anderes Obst) kann man bei Bauern bekommen, die ihre Obstwiesen mit Hochstamm-Obst erhalten haben. Diese Wiesen erfüllen einen wichtigen ökologischen Beitrag und bieten uns oft Apfelsorten, die auch weit bis in den Winter hinein lagerfähig sind.

Ist eine solche gesunderhaltende Ernährungsweise mit schadstoffärmeren Produkten teuer?
Diese Preisfrage wird mir immer wieder gestellt. Letztendlich ist unsere Gesundheit überhaupt nicht mit Geld aufzuwiegen. Der Verbrauch von Nahrungsmitteln hat sich seit dem 18. Jahrhundert verdoppelt. Im Vergleich zu unserem Einkommen haben sich trotzdem die Ausgaben für die Ernährung stark verringert. Wir wollen heute alle für wenig Geld möglichst viel »Qualität«. Dies ist aber nicht immer miteinander vereinbar. Wir müssen daher bereit sein, für lebenswichtige, vollwertige Grundnahrungsmittel und eine gesunde Speisenzubereitung wieder ganz gezielt einkaufen zu gehen. Unsere Gesundheit muß es uns wert sein. Sie ist immer noch unser allerhöchstes Gut!
Wer hiermit einig geht, kann sich auf jeder Thermomix-Vorführung selbst davon überzeugen, wie preiswert eine täglich gesunde Speisenzubereitung tatsächlich sein kann. Gesunde, vollwertige Ernährung kann sogar preiswerter sein als die herkömmliche 08/15-Hausmannskost.

Wir sparen auch an anderer Stelle zusätzlich ein: wir brauchen nämlich weniger, weil die Vollwerternährung einen höheren Sättigungseffekt hat. Wir sparen ein, wenn wir Fleisch und Wurst reduzieren. Und wenn wir nicht mehr den »süßen Verlockungen« an den Kassen der Supermärkte so ausgeliefert sind.

Durch meine langjährigen Erfahrungen und die vieler anderer »Vollwertköstler-Familien« kann ich eindeutig sagen: die vollwertige Ernährung ist nicht teurer. Oft sogar preiswerter, wenn man sinnvoll einkauft und konsequent und dauerhaft die Vollwerternährung praktiziert.

Die drei Grundnährstoffe: Eiweiße, Fette, Kohlenhydrate

Unsere tägliche Ernährung besteht aus den drei Grundnährstoffen und den diversen Wirk- oder Vitalstoffen (Vitamine, Mineralien, Spurenelemente) etc.
Ferner sind in unserer Nahrung die für den Verdauungsorganismus so wichtigen Ballaststoffe sowie die unterschiedlichsten Duft- und Geschmacksstoffe.

In diesem Kapitel wollen wir uns auf die drei energieliefernden Grundnährstoffe Eiweiß (Proteine), Fette und Kohlenhydrate konzentrieren.

Die Energie, die sie unserem Körper zur Verfügung stellen, benötigen wir, um überhaupt leben und funktionieren zu können. Diese Energie läßt sich auch messen, und zwar in Wärmeeinheiten oder »Kalorien«. Durch das internationale Meßwesen wird jedoch zukünftig nicht nur in Kalorien, sondern auch in Joule gemessen. Hier die Umrechnungsformel:

1 Kilokalorie (Kcal)	= 4,184 Kilojoule (KJ) d. h. rund: 1 : 4
oder aber:	
1 KJ	= 0,239 Kcal

Vergleichen wir einmal die drei Grundnährstoffe in ihrer Stärke als Energiequelle, so stellt sich ein recht unterschiedliches Bild dar:

1 g Fett	liefert 9,3 Kcal oder 38,9 KJ
1 g Eiweiß	liefert 4,1 Kcal oder 17,2 KJ
1 g Kohlenhydrat	liefert 4,1 Kcal oder 17,2 KJ

Da sich aber überschüssige Energie im menschlichen Organismus als »Fettreserve« ablagert, und wir heutzutage in unserem Land täglich mehr Energie zu uns nehmen, als wir zum Tagesbedarf benötigen, haben wir das Ihnen bekannte Problem, daß viele Bundesbürger sich ein »dickes« Übergewicht angefuttert haben.

So wichtig die drei Grundnährstoffe als Energiequelle unseres Lebens auch sind, so gefährlich können sie sein, wenn unser täglicher Speiseplan eine Überversorgung ermöglicht!

Unsere drei Grundnährstoffe werden in den nachfolgenden Kapiteln separat behandelt. Wichtig erscheint mir an dieser Stelle noch, gezielt darauf hinzuweisen, daß kein Mensch allein von den Grundnährstoffen leben kann. Unsere tägliche Kost muß zusätzlich gewisse Vitalstoffe (Vitamine, Mineralien, Spurenelemente) enthalten und sollte obendrein reich an Ballaststoffen sein! Für Einzelheiten hierzu siehe Kapitel »Die Vollwert-Kost«.

Eiweiß: Wieviel braucht der Mensch?

Eiweiß (Protein) ist für den Aufbau und die Erhaltung unserer Körperzellen sowie für den Aufbau körpereigener Wirkstoffe unersetzlich. Darüber hinaus benötigen wir Eiweiß für den bereits angesprochenen Energiestoffwechsel unseres Organismus. Protein ist ein Baustoff, der laufend erneuert werden muß.
Aber wieviel Eiweiß braucht der Mensch?

Wenn Sie aufmerksam die vorausgegangenen Kapitel gelesen haben, ist Ihnen bestimmt aufgefallen, daß hauptsächlich von pflanzlichen Lebensmitteln die Rede war. Es ist daher wichtig, hier an dieser Stelle etwas über die Wertigkeit von Fleisch und die damit immer noch irrtümlich in Verbindung gebrachte »Eiweißfrage« auszusagen!

Es galt in unserem Land bis etwa Mitte der 60er Jahre als »gut bürgerlich«, wenn mittags, möglichst auch noch abends, »Fleisch« oder »Fleischiges« wie Wurst auf dem Teller lag. Es klingt unglaublich und ist doch wahr: Jeder Bundesbürger verzehrt pro Jahr im Durchschnitt über 100 kg Fleisch! In den sogenannten »schlechten« Zeiten war es nur der gute Sonntagsbraten, auf den wir uns noch freuen konnten.

Was wir heute so täglich konsumieren, ist eine »tierische Eiweißmast«. Wir essen jetzt die 8fache Menge an tierischem Eiweiß wie vor etwa 100 Jahren. Eiweiß ist nicht nur in Fleisch und Wurstwaren enthalten, sondern auch in Eiern, Käse, Milchprodukten und insbesondere auch im Fisch.
Dahinter steckt die viel geschürte Angst vor Eiweißmangel. Mit hohem Werbeaufwand wird vermittelt, daß Fleisch und tierische Eiweißkost die physischen Kräfte des Menschen am besten stärkt. Wahrscheinlich hat auch der kräftige, mit guter Würze herzhaft belebte Geschmack dazu geführt, dem Fleisch diese Wirkungen »zuzutrauen«!
Die oben so bezeichnete Irrlehre ist ernährungswissenschaftlich zustandegekommen, da man ursprünglich glaubte, daß nur Fleisch lebensnotwendige Eiweißstoffe (Proteine) enthält.
Tierisches Eiweiß ist zwar wertvoll, weil es

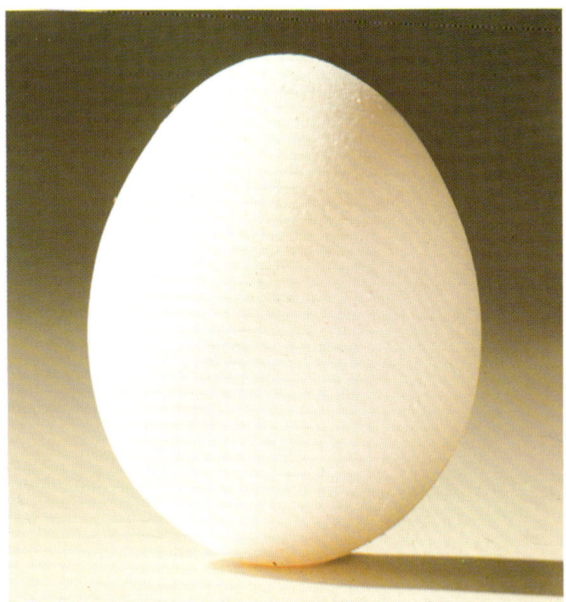

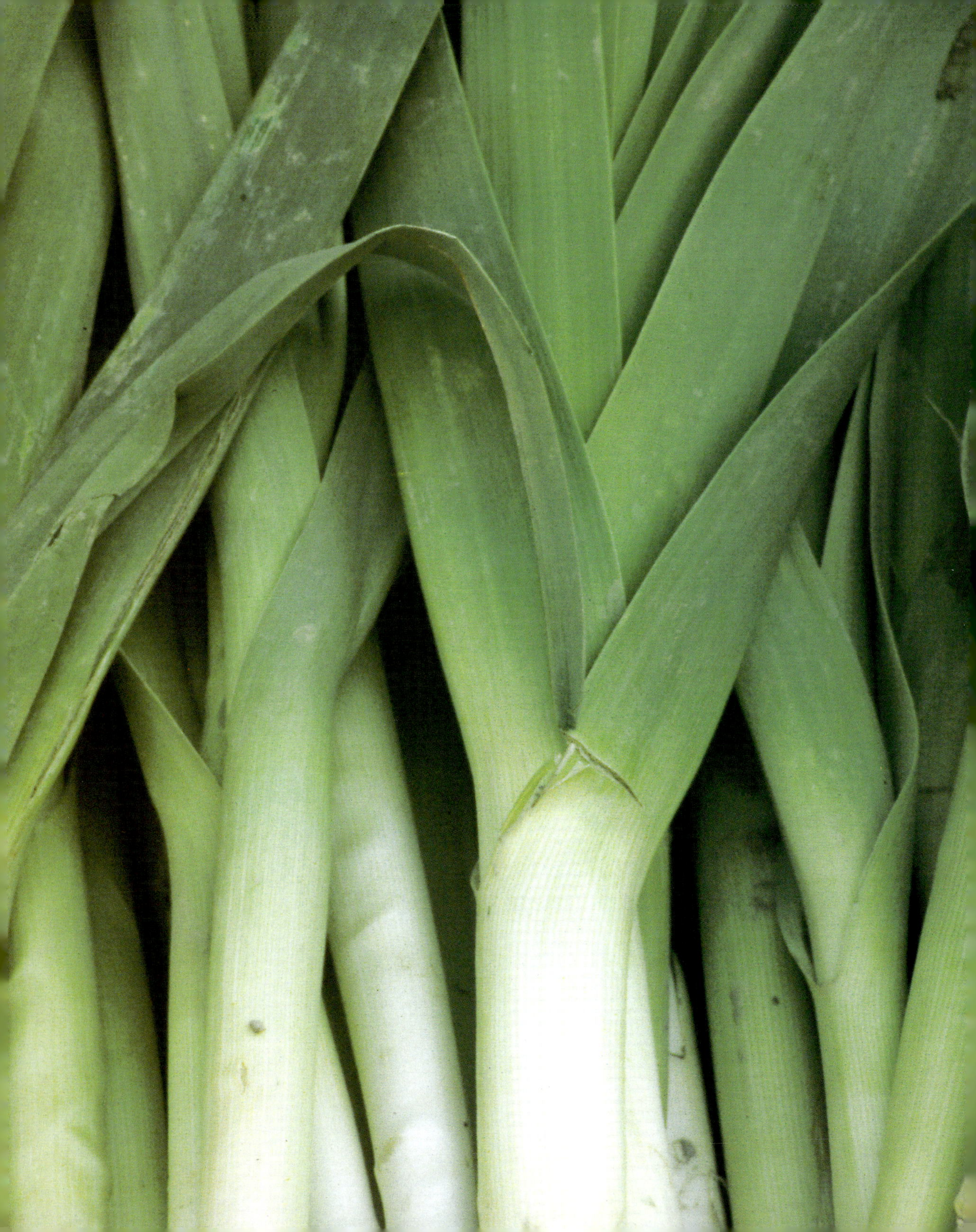

die Eiweißbausteine (Aminosäuren) in größeren Mengen enthält als pflanzliches Eiweiß und der menschliche Organismus dieses nicht selbst produzieren kann, aber tierisches Eiweiß sollte nur sehr, sehr maßvoll in unseren täglichen Speiseplan einfließen.

Naturwissenschaftlich fand man heraus, daß Eiweiß aus verschiedenen Bausteinen, den Aminosäuren, besteht. Bekannt sind uns bis heute 20 Aminosäuren. Und diese können eine unbekannte Zahl verschiedener Verbindungen aufbauen. Bei Tierfütterungsversuchen stellte man fest, daß die Tiere verkümmerten, wenn bestimmte Aminosäuren fehlten. Es sind, so weiß man heute, acht Aminosäuren, die der Körper nicht selbst herstellen kann. Sie müssen über die Nahrung zugeführt werden. Daher bezeichnet man diese Stoffe auch als die essentiellen (lebenswichtigen) Aminosäuren.

Diese essentiellen Aminosäuren sind alle im Fleisch enthalten. Ebenso wissenschaftlich bewiesen ist aber inzwischen auch, daß alle essentiellen Aminosäuren auch im pflanzlichen Eiweiß vorkommen. Dies lediglich in unterschiedlicher Menge und Form.

Unter den Ernährungsexperten und Ernährungswissenschaftlern sind sich selbst überzeugte Nichtvegetarier darin einig, daß im Idealfall die tägliche Eiweiß-(Protein-)Menge etwa aus 2/3 pflanzlichem und nur zu 1/3 aus tierischem Eiweiß bestehen sollte.
Insgesamt ist eine pflanzenbetonte (ovo-lacto-vegetabile Ausrichtung) Ernährung mit geringer Energiedichte, günstiger Relation von Energie, naturgegebenen essentiellen Nährstoffen, hohem Gehalt an naturgegebenen Ballaststoffen, geringem Gehalt an gesättigten Fettsäuren, Cholesterin und harnsäurebildenen Purinen anzustreben.
(Quelle: Ernährungsbericht 1984, DGE)

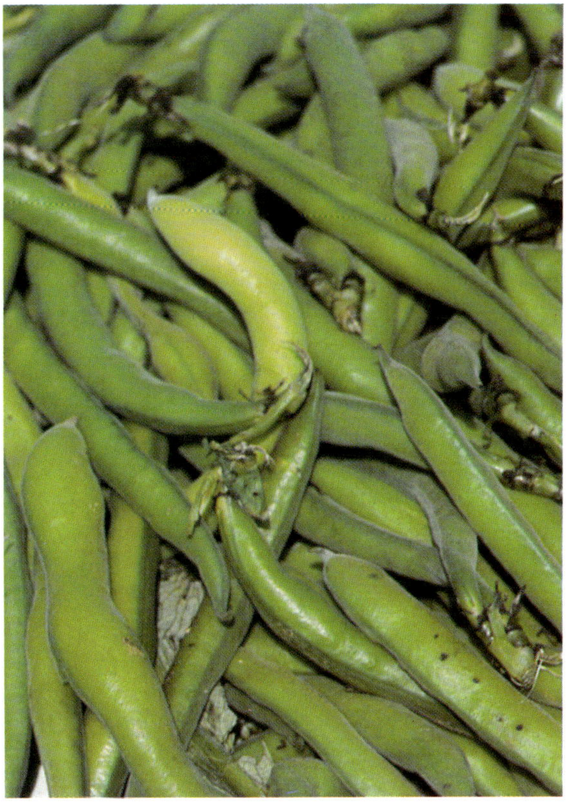

Prof. Kollath entdeckte bei seinen Fütterungsversuchen mit Tieren, daß ein grundsätzlicher Unterschied besteht zwischen unerhitztem Eiweiß, dem von ihm bezeichneten »nativen« Eiweiß und erhitztem Eiweiß, einem »denaturierten Eiweiß«. Dieser Versuch bestätigt den Unterschied von lebendigen Nahrungsmitteln und präparierter Nahrung. Eiweiß, das über 43 Grad C erhitzt wird, hat nicht mehr die gleiche Substanz wie unerhitztes Eiweiß.

Nach der Tabelle »Die Ordnung unserer Nahrung« von Prof. Kollath ist Fleisch kein 100%ig vollwertiges Lebensmittel. Es enthält nur sehr wenige Vitamine, kaum Faserstoffe (Ballaststoffe) und wird verantwortlich gemacht für die Entstehung von zuviel Harnsäure (Puringehalt) im Blut, wodurch sich die Gicht ausbreiten kann. Zahlreiche Fachautoren und Ernährungswissenschaftler bezeichnen unsere Überversorgung mit tierischem Eiweiß sogar als »Risikofaktor« für die menschliche Gesundheit. Prof. Wendt, ein renommierter Frankfurter Internist, prägte die Bezeichnung »Eiweißspeichererkrankungen«. Nach einem komplizierten chemischen Vorgang in unserem Körper wird jedes Zuviel an Eiweiß an den Kapillaren (dies sind feinste Verzweigungen der Blutgefäße) abgelagert. Bei langer Fortdauer der Verdickung der Kapillarwand kommt es dann zu den gefürchteten Eiweißpolstern an den Innenflächen der Arterien. Und dies wiederum kann zur Entstehung von Herz- und Kreislauferkrankungen und zum Infarkt führen. Ähnliche ursächliche Zusammenhänge sehen Ernährungsmediziner auch bei der Entstehung von rheumatischen Erkrankungen.

Außerdem gibt es Aussagen vom amerikanischen Krebsforschungs-Institut und der Weltgesundheitsorganisation (WHO), die beinhalten, daß ein Zuviel an Fleisch, an Fett, an Zucker und Salz zu 60% aller Krebserkrankungen führt (Dr. med. Schnitzer).

Eine abwechslungsreiche vollwertige Ernährungsweise mit genügend Frischkost (z. B. Thermomix-Rohkost) und Getreideanteil sowie eventuell zur Ergänzung hin und wieder einheimische Hülsenfrüchte, deckt bereits voll und ganz unseren kompletten Eiweißbedarf!

Schätzungsweise leben heute ca. 800 Millionen Menschen* auf der Erde vegetarisch, ohne dabei Mangelerscheinungen zu zeigen.
*(Quelle: Dr. M. O. Bruker »Unsere Nahrung, unser Schicksal«).

Unser »erstes Lebensmittel« überhaupt, die Muttermilch, enthält nur 2% Eiweiß, und auch dieser Eiweißgehalt ist ausreichend für einen gesunden Aufbau des jungen Körpers und Organismus.
Das heißt natürlich nicht, daß jetzt alle, die dieses Buch lesen, zum Vegetarier werden sollen. Ich möchte Sie nur zum Nachdenken anregen, ob es nicht auch für Sie

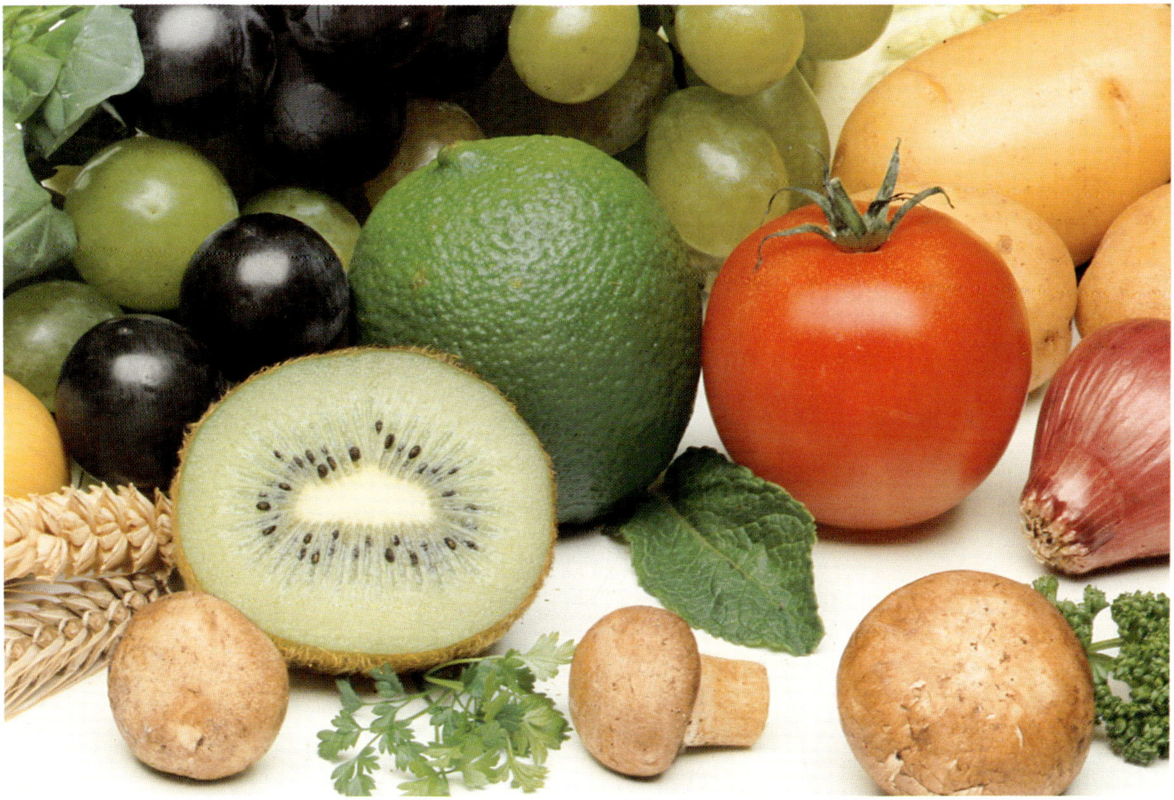

sinnvoller und vielleicht jetzt auch verständlicher ist, Fleisch nicht immer als Hauptbestandteil zu sehen, sondern mehr als Beilage zu betrachten.
Mit einer Reduzierung unseres Fleischkonsums erreichen wir gleich zweierlei: wir leben gesünder und wir sparen. Ohne Mehrausgaben, das heißt ohne Mehrbelastung des Haushaltsetats, können wir dann sogar ganz gezielt Fleisch kaufen aus Tierbeständen, die nach ökologischen und ethischen Gesichtspunkten gehalten wurden, Fleisch mit einem höheren »Genußwert« und ohne Rückstände von pharmazeutischen Mitteln.

Außerdem kann jeder durch Herabsetzung seines Konsums an tierischem Eiweiß einen nicht unerheblichen Beitrag leisten zugunsten der Dritten Welt:
Denn unsere Massentierhaltung wäre nicht möglich, ohne die immensen Einfuhren von Futtermitteln aus der Dritten Welt. Es wurde in diesem Zusammenhang errechnet, daß pro Kilogramm Fleisch 7 kg Pflanzliches verfüttert werden muß.

Fette: Worauf wir achten müssen

Sprechen wir von gesunder Ernährung, so wird häufig gesagt, zuviel Fett ist ungesund. Dieser pauschale Satz ist aber sehr irreführend. Auch wenn es heißt, das Fett sei schuld an der weit verbreiteten »Fettsucht«, so muß hier doch einiges ins rechte Licht gerückt werden.

Sie sollten wissen, warum nur kaltgepreßte, unraffinierte Öle als Lebensmittel bezeichnet werden können, und warum die so werbemäßig als »gesund« angepriesenen handelsüblichen Margarinesorten zu den Präparaten (also zu den minderwertigen Nahrungsmitteln) zählen.

Fett ist nämlich nicht gleich Fett! Wir unterscheiden zuerst einmal pflanzliche und tierische Fette.
Dabei ist es wichtig, auch zu unterscheiden zwischen Fetten, die gesättigte und ungesättigte Verbindungen (Fettsäuren) enthalten. Die gesättigten Verbindungen sind reaktionsarm, d. h. sie haben keine Neigung, mit anderen chemischen Stoffen neue Verbindungen einzugehen. Vereinfacht ausgedrückt heißt das: Sie sind tot! Die ungesättigten und mehrfach ungesättigten Verbindungen hingegen sind reaktionsfähig, sie sind lebendig!
Der Fett-Eiweiß-Stoffwechsel ist für unsere anderen inneren Stoffwechselvorgänge lebenswichtig. Ohne ihn läuft in unserem Organismus gar nichts!

Die natürlichen Fette sind Träger der Vitamine A, D, E und K.

Pflanzliche Fette enthalten besonders reichlich ungesättigte und hoch ungesättigte Fettsäuren, wie z. B. die lebenswichtige Linolsäure.

Diese wertvolle Zusammensetzung ist aber nur in kaltgepreßten, unraffinierten Ölen enthalten, weil hier das hochwertige Rohmaterial durch die Pressung, Fabrikation und Weiterverarbeitung nicht zerstört wurde.

In der heutigen »Industrienahrung« finden wir fast nur gesättigte Fette und viel zu wenig ungesättigte. Sie sind versteckt in Fleisch, Wurst und Käse und natürlich in den meisten handelsüblichen Fetten wie Öle und Margarine.

Die meisten Fette in den Supermarkt-Regalen gehören also auch zu den denaturierten Lebensmitteln unseres Zeitalters! Denn ihre Herstellung und industrielle Massenproduktion erfordert wieder diesen einschneidenden Eingriff der Technik in das biologische Gefüge unserer Nahrung.

Ursprünglich wurden Öle ohne große Erhitzung durch eine natürliche (Kalt-)Pressung schonend gewonnen. Nur diese Öle enthielten die lebenswichtigen ungesättigten Fettsäuren und die fettlöslichen Vitamine. Doch diese Kaltpressung ist arbeits- und kostenintensiv. Die Industrie aber strebte einen höheren Gewinn an und änderte den Produktionsablauf. Somit waren es auch hier wieder wirtschaftliche

Gründe, die die ursprüngliche, natürliche Produktgewinnung verdrängten:
Eine hydraulische Pressung mit »Hilfe« von Lösungsmittelextraktion brachte den ersehnten Mehrgewinn. Die dann folgende Weiterverarbeitung nennen wir »Raffination«, bei der leider viele lebenswichtigen Vitalstoffe verlorengehen.

Nach der Pressung werden die Öle durch »Entschleimung« gereinigt. Dann werden sie einer »Entsäuerung« unterworfen durch eine Vakuumdestillation und Laugeraffination. Es folgt die »Bleichung«, bei der das Öl auf 70 – 90 Grad erhitzt wird. Danach kommt eine »Desodorierung«, wodurch das Öl auch noch geruchfrei gemacht wird. Diese »Desodorierung« erfolgt durch Behandlung des Fettes im Vakuum mit Wasserdampf bei einer Temperatur von über 250 Grad C über einen Zeitraum von 5 – 20 Minuten. Diese farblosen Öle werden dann noch »geschönt« durch Betakarotin. Vielleicht ist Ihnen schon aufgefallen, daß alle diese Öle einen Einheitsgeschmack haben. Daß das Endprodukt ein Isolat, ein Präparat, ist, werden Sie jetzt bestimmt verstehen können. Der nachträgliche Zusatz von ungesättigten Fettsäuren und künstlichen Vitaminen soll dann wohl den Eindruck eines gesunden pflanzlichen Naturproduktes vermitteln. Käufer, sei wachsam!

Fette und Speiseöle:
Von der Ernte bis zur »Verfeinerung«:

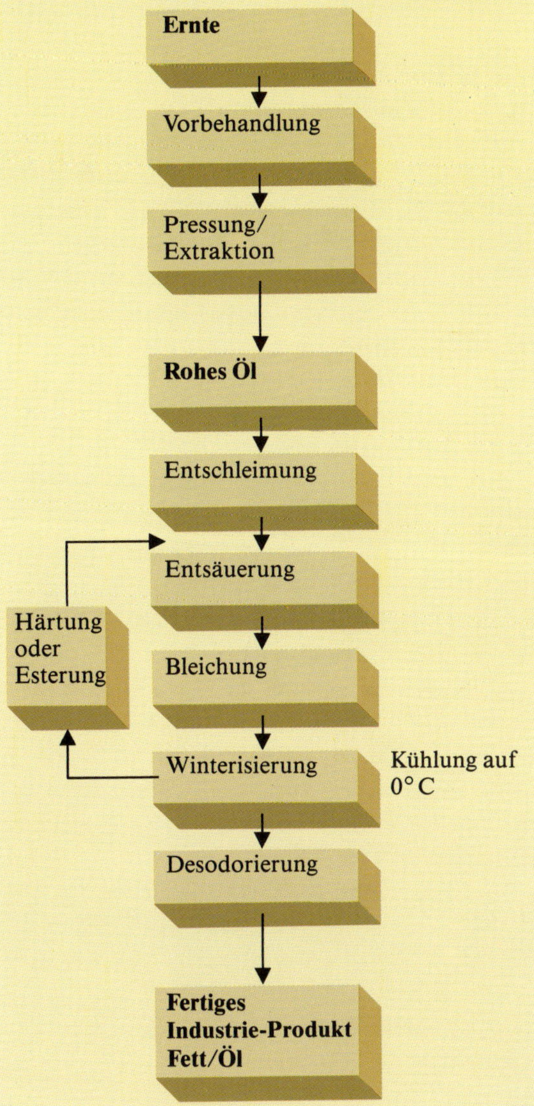

Nun sind diese Öle jedoch immer noch flüssige Fette. Ein alter Menschheitstraum war es aber schon immer, die natürliche Butter, die oft sehr knapp war, zu ersetzen.

Man begann in Frankreich und in Holland im 19. Jahrhundert, zuerst aus tierischem Rohmaterial wie Walöl oder Schweineschmalz, dann aus pflanzlichen Rohstoffen wie Palmöl, Kokosöl und Erdnußöl eine »Kunstbutter« herzustellen. Massenweise wurden Wale gejagt und getötet, um diesen »Genuß« zu ermöglichen. Ganze Schiffsladungen von »Kopra«, dem Kernfleisch der Kokospalme, kamen nach Europa.

Durch die Erfindung der Ölhärtung (chemische Fetthärtung) war es aber erst möglich, aus diesen tierischen und pflanzlichen Ölen ein festes, streichfähiges Fett herzustellen, das butterähnlich war.
Heute wissen wir, daß dieser Härtungsprozeß tief in die Struktur der Fette eingreift und ihre natürlichen Nährwerte zerstört. Die Härtung vieler Fette geschieht mit sogenannten »Katalysatoren« (z. B. feines Nickelpulver) bei Temperaturen zwischen 100 – 250 Grad.

Oft werden dann noch »Emulgierungsvorgänge« angeschlossen, damit die Fett-Wasser-Emulsion stabil bleibt und keine Entmischung von Fett und Wasser (die sich nicht auf natürliche Weise verbinden können) eintreten kann.

Manchen Fetten werden auch »Antispritzmittel« zugesetzt. Diese sollen bei hoher Erhitzung das Spritzen in der Pfanne verhindern.
Ärzte, die sich sehr intensiv mit Ernährungsfragen auseinandergesetzt haben, wie Dr. med. Bruker, sehen die Zusätze von Emulgatoren und Antispritzmitteln in gehärteten Fetten als sehr problematisch an. Problematisch in der Hinsicht, daß eine schädliche Zellveränderung im Organismus stattfinden kann.

Meines Wissens nach sind nur die Reformmargarinen ohne unerwünschte Fremdstoffe und weniger schädlich raffiniert worden.

Nach diesen Schilderungen ist Ihnen sicher bewußt geworden, welche Bedeutung kaltgepreßte (30-40 Grad Erhitzung ist erlaubt), unraffinierte Öle für die Zubereitung einer gesunden vollwertigen Nahrung haben. Nun werden Sie sich aber fragen, welchem Streichfett Sie überhaupt noch vertrauen können? –

Soll ich Ihnen verraten, was ich nehme? Ich nehme schon seit Jahren wieder die »Gute Butter«. So einfach ist die gesunde Lösung und Antwort.

Butter nämlich nimmt unter den tierischen Fetten eine sehr bevorzugte Stellung ein. Sie enthält, wenn auch in geringerem Maße als pflanzliche Fette, ungesättigte Fettsäuren. Und sie ist das einzige Fett, das

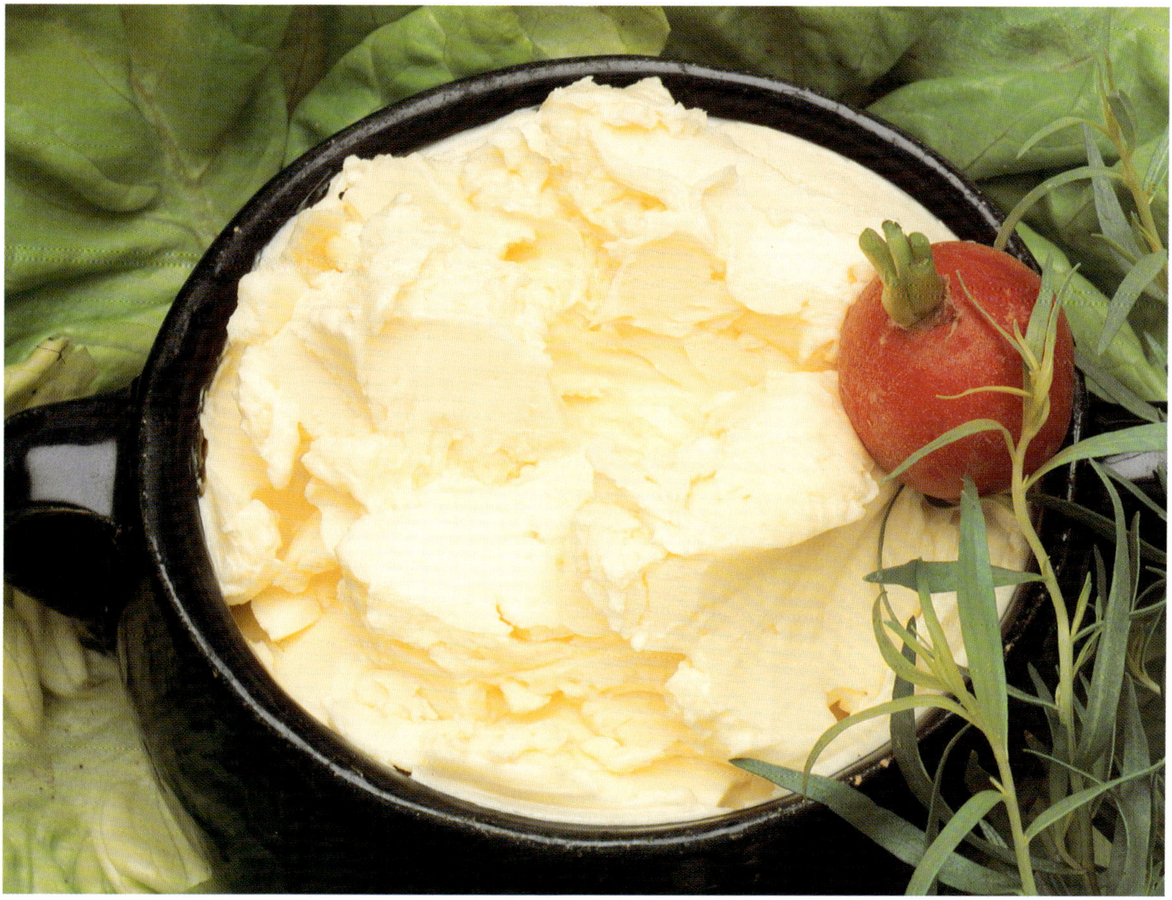

nicht erst in der Leber umgewandelt werden muß, sondern direkt vom Organismus aufgenommen wird.
Jahrelang wurde sie verteufelt und als schuldig angesehen für den hohen Cholesteringehalt des Blutes, unter dem so viele Menschen leiden.

Aber was viele nicht wissen: Weitaus mehr Cholesterin enthält Fleisch und die daraus hergestellten Produkte. Die Höhe des Cholesteringehaltes im Blut geht aber trotzdem nicht mit dem Verzehr tierischer Fette parallel. Es gibt inzwischen zahlreiche wissenschaftliche Beobachtungen, die nachweisen, daß die Cholesterinmenge, die mit der Nahrung zugeführt wird, nicht ursächlich ausschlaggebend ist für die Entstehung der Arteriosklerose.
Cholesterin (normaler Blutwert) ist ein für

den Menschen lebenswichtiger Stoff. Führen wir ihn nicht von außen durch Nahrung zu, so bildet unser Körper selber Cholesterin.
Jahrtausende haben die Menschen Butter gegessen, ohne einen Herzinfarkt zu bekommen. Vielerlei Beobachtungen und Forschungsergebnisse sprechen dafür, daß ein gestörter Fettstoffwechsel und ein gestörter Kohlenhydratstoffwechsel ursächlich zur Entstehung von Herz- und Kreislauferkrankungen beiträgt.

Bei meinen Vorträgen atmen immer viele Menschen erleichtert auf, bei meinem »Plädoyer« für die Butter: »Wir dürfen wieder Butter essen!« Allerdings wird die Butter leider inzwischen auch aus pasteurisierter Milch hergestellt, wodurch ihre Qualität natürlich etwas herabgesetzt ist.

Auch bei den hier genannten gesunden Fetten sollten wir einen Normalverbrauch anstreben. Falls Sie krank sind (Magen, Darm, Galle), erhitzen Sie keine Speisen mit Fett, sondern geben Sie z. B. etwas Butter nachträglich dazu.
Aus der nachfolgenden Tabelle erkennen Sie, daß sowohl pflanzliche als auch tierische Fette gesättigte Fettsäuren, wie auch einfach oder mehrfach ungesättigte Fettsäuren enthalten. Entscheidend ist jedoch, keine »Kunstfette« zu verwenden (siehe Kollath-Tabelle).

Fett oder Öl	**gesättigte Fettsäuren in %**	**einfach ungesättigte Fettsäuren in %**	**mehrfach ungesättigte Fettsäuren in %**
Kokosfett	91	7	2
Butter	62	34	4
Rindertalg	58	39	3
Schweineschmalz	38	52	10
Fischöl	25	35	40
Baumwollsaatöl	23	24	53
Sojaöl	15	25	60
Sonnenblumenöl	15	24	61
Olivenöl	14	72	14
Maiskeimöl	14	29	57
Erdnußöl, afrikanisches	11	67	22
Erdnußöl, argentinisches	11	49	40
Rapsöl, erucasäurearmes	7	62	31

Kohlenhydrate: Vom Energieträger zum Speicherfett

Die Kohlenhydrate sind zuckerähnliche Stoffe, die dem menschlichen Organismus und dem Körper lebensnotwendige Energie liefern. Sie dienen praktisch als Brennstoff, 1 g Kohlenhydrat liefert etwa 4 Kcal oder rund 17 KJ.

Nimmt der Mensch mehr isolierte Kohlenhydrate auf, als der Körper täglich benötigt, so setzen sich diese als Speicherfett an.

Bei den Kohlenhydraten unterscheiden wir zwischen den verdaulichen Kohlenhydraten (Zucker und Stärke) und dem unverdaulichen Kohlenhydrat Zellulose, das wir als Ballaststoff täglich für eine gut funktionierende Verdauungs- und Darmtätigkeit benötigen. Zellulose nehmen wir vornehmlich über Vollkornprodukte, Obst und Gemüse, besonders auch in Hülsenfrüchten zu uns.

Von den Kohlenhydraten eignen sich für eine gesunde Ernährung besonders vollwertiges Getreide, Vollkornbrot, Kartoffeln und Hülsenfrüchte, denn sie werden – ganz im Gegensatz zum Zucker – vom Körper langsam verwertet.

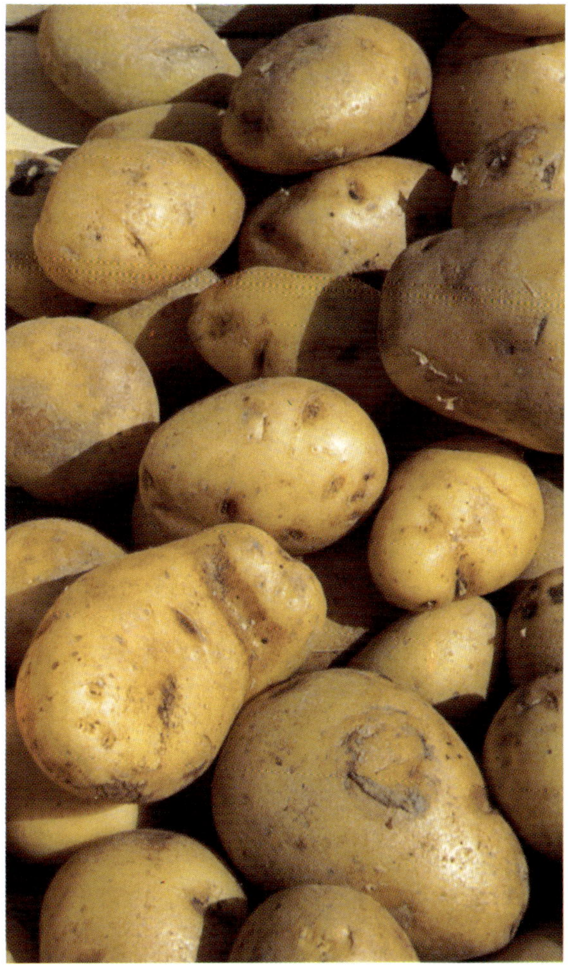

Besondere Vorsicht sollten Sie stets bei den »versteckten« und auf Zucker zurückzuführenden isolierten Kohlenhydraten walten lassen, die zum »deutschen Übergewicht« eine gehörige Portion beigesteuert haben. Sie sind nicht nur in Süßigkeiten wie Torte und Sahne enthalten, sondern auch in vielen Getränken wie Likören, Limonaden, Obstsäften, im Bier und im Wein, in Fertigsoßen und Fertiggerichten.

Dem »Pro und Kontra Zucker« habe ich nachfolgend ein extra Kapitel gewidmet, weil dies mit unserem Industriezucker ein besonders kritischer Faktor in unserer Ernährung ist.

Die drei Grundnährstoffe auf einen Blick

In welchen Lebensmitteln kommen die Nährstoffe hauptsächlich vor und welche Wirkungen haben sie?

Nährstoffe	Vorkommen	Aufgaben	Mangelerscheinungen
Eiweiße (Proteine)	Tierisches Eiweiß ist enthalten in fettarmen Arten von Fleisch, Fisch, Milch, Käse und Eiern. Pflanzliches Eiweiß ist besonders enthalten im Getreidekorn, in Kartoffeln, Hülsenfrüchten und Blattgemüsen.	Baustoff für den Aufbau der Körperzellen und der Gewebeflüssigkeiten, der Enzyme und Hormone. Grundlage für alle Lebensvorgänge. Proteine sind Baustoffe, die ständig erneuert werden müssen.	Ungenügende Proteinzufuhr führt zu Störungen der körperlichen und geistigen Entwicklung. Potenz, Leistungsfähigkeit und Leistungsbereitschaft lassen nach, die Widerstandsfähigkeit gegen Infektionskrankheiten sinkt. Zu hohe Eiweißzufuhr allerdings belastet den Stoffwechsel!
Fette	☐ Streichfette: Butter, Margarine, Schmalz. ☐ Kochfette: Butter, Margarine, Schmalz, Öl, Speck, Mayonnaise, Sahne. ☐ Versteckte Fette: Fleisch, Wurst, Käse, Milch, Fisch, Nüsse, Eigelb.	Fette sind konzentrierte Energieträger. Sie haben einen größeren Sättigungswert durch die längere Verweildauer im Magen. Fette dienen als langfristige Energiereserve und als Transportmittel im Körper für die fettlöslichen Vitamine A, D, E und K.	Beim Erwachsenen treten Herz- und Gefäßleiden besonders häufig dann auf, wenn die Zufuhr von gesättigten Fetten hoch und die von ungesättigten zu gering ist.
Kohlenhydrate	Getreide, Brot, Kartoffeln, Obst, Gemüse, Hülsenfrüchte (u. Zucker).	Kohlenhydrate sind Energielieferanten. Das unverdauliche Kohlenhydrat »Zellulose« ist als Ballaststoff für den Verdauungsprozeß besonders wichtig.	

Nach der neuen Ernährungslehre nicht vollwertig:
Margarine, Schmalz, Mayonnaise, Wurst, Speck

Vitalstoffe: Die Vitamine

Wie ich aufgezeigt habe, ist ein Großteil unserer Ernährung eigentlich nur eine »Halbernährung«. Es fehlen bei dieser sogenannten »Halbernährung« lebenswichtige (essentielle) gesunderhaltende »Vitalstoffe«.

Nur kurz ein klassisches Beispiel von »Halbernährung«: Trotz reichhaltigem Nahrungsangebot ernähren wir uns selbst in der BRD nicht vollwertig. Gerade in den letzten Jahren des Aufschwungs und der »Verfeinerung« unserer Zivilisationskost kam es zu dem steilen Anstieg der sogenannten »neuzeitlichen Erkrankungen« (Zivilisationskrankheiten, Seite 15 und 16).

Wenn auch noch zögernd, so wächst jetzt doch bei einigen Mitmenschen immer schneller und deutlicher die Erkenntnis, daß unser Organismus nicht nur eine simple Wärme-Kraft-Maschine ist, die nur mit »Brennstoff«, also den als physikalisches Wärmemaß bekannten Kalorien, versorgt werden muß. Auch heute gibt es sicher biologische Wirkstoffe in feinsten Spuren, die wir noch nicht genauer benennen können.

Der Baseler Physiologe Gustav von Bunge machte einige beachtenswerte Gruppenversuche mit Kleintieren. Eine Gruppe bekam synthetische Milch, das heißt, hochwertiges Konzentrat von Milcheiweiß, Milchzucker, Milchfett und Salzen, die andere Gruppe der Tiere bekam normale frische Kuhmilch.
Die mit der frischen Kuhmilch gefütterten Tiere entwickelten sich normal und waren schon bald von starker Statur. Die anderen wurden krank und gingen ein.
Bunge war wohl der erste, der erkannte, wie wichtig die Aufnahme von Mineralstoffen für einen gesunden Stoffwechsel bei Tier und Mensch ist. Er suchte und forschte weiter nach geheimnisvollen Lebensstoffen, Lebensstoffe, die man später »Vitamine« nannte.

Vitamine = Lebensamine (Der Name hat mit der chemischen Bezeichnung der Eiweiß-Amine nichts gemeinsam).

Zurückliegende geschichtliche Ereignisse regten zu noch mehr Forschungen auf diesem Gebiet an:

Der japanische Arzt Takahashi fand einen Zusammenhang zwischen der damals wütenden Beriberi (1882) und der japanischen Reisnahrung (geschälter weißer Reis). Auch dem holländischen Gefängnisarzt Eijkman, damals in Batavia, gelang es zu beweisen, daß Beriberi nicht bei Verabreichung von ungeschältem Reis entsteht. Etwa zur gleichen Zeit entdeckte Robert Koch in Berlin die »Bakterien« (Tuberkulose).

Man glaubte endlich den Feind »Bakterielle Giftstoffe« im Reis zu kennen. Erst seit einigen Jahren wissen wir, daß bei einer Hungerernährung, die hauptsächlich aus weißem poliertem Reis besteht,

Vitamin B-Stoffe fehlen und Beriberi entstehen kann.

Auch die Norweger Horst und Fröhlich entdeckten weitere geheimnisvolle Stoffe. Stoffe, die Skorbut bei Kindern verhinderten. Bei Fütterungsversuchen an Meerschweinchen fanden sie einen bis dahin unbekannten chemischen Nahrungsbestandteil, der durch Hitze zerstört wurde: das heute in aller Welt bekannte Vitamin C war entdeckt.

Beim Fehlen dieses Vitamins bekamen die Meerschweinchen Hautentzündungen und es fielen ihnen die Zähne aus. Die beiden neugierigen Forscher entdeckten bei ihren weitgreifenden Arbeiten sehr schnell die »Heilmittel«. Heilmittel, die Sie, liebe Leser, alle kennen und auch heute noch schätzen: »Möhren, Löwenzahn, Kartoffeln, Kohl, Zitrusfrüchte...«

Wieder war man einen Schritt weiter in Richtung eines, wenn auch unbekannten Ziels: der Entdeckung der Vita-Amine. Und die Begeisterung dieser Spätentdeckung (1920-1930) ging soweit, daß man die bis dahin unbekannten Stoffe wirklich als »Heilmittel« betrachtete.

So ist es auch verständlich, daß bis in die heutige Zeit eine Fülle von Vitamingemischen und Präparaten entwickelt wurde. Ich glaube, jeder von uns hat in gutem Glauben schon solche Präparate geschluckt.

Ein einzeln zugegebenes Vitamin kann aber nicht den Organismus steuern oder aufrechterhalten. Dies ist leider ein großer Irrtum der Nahrungsmittelbranche, die bei der Weiterverarbeitung ein ehemaliges ganzes Lebensmittel (von der Natur geschenktes Vollkommenes) auseinanderreißt, dann wieder zusammenflickt und mit synthetischen Vitaminen, möglichst naturgetreu nachgemacht, wieder »anreichert«.

Diese künstliche »Anreicherung« von Nahrungsmitteln wird von der Lebensmittelindustrie in zunehmendem Maße sogar zu werblichen Zwecken genutzt: Da heißt es dann auf den Packungen: »Besonders reich an Vitamin...«.

Neuzeitliche Ernährungswissenschaftler, insbesondere Prof. Kollath, sagen hierzu: »Ein gesunder Stoffwechsel kann nur erhalten bleiben, wenn die Ordnung, die Zusammenwirkung von verschiedenen lebenerhaltenden Stoffen, insbesondere auch den Fermenten, den Mineralstoffen und Hormonen, erhalten bleibt.«

Und Prof. Kollath erklärt weiter:
»Die Vitamine sind die ordnenden Kräfte des Lebens, die gestörte Ordnung bedeutet immer Krankheit und eine aufgehobene Ordnung bedeutet Zerfall und Tod. Oft sind es winzige Spuren, die über unser Schicksal, Gesund- oder Kranksein, entscheiden!«

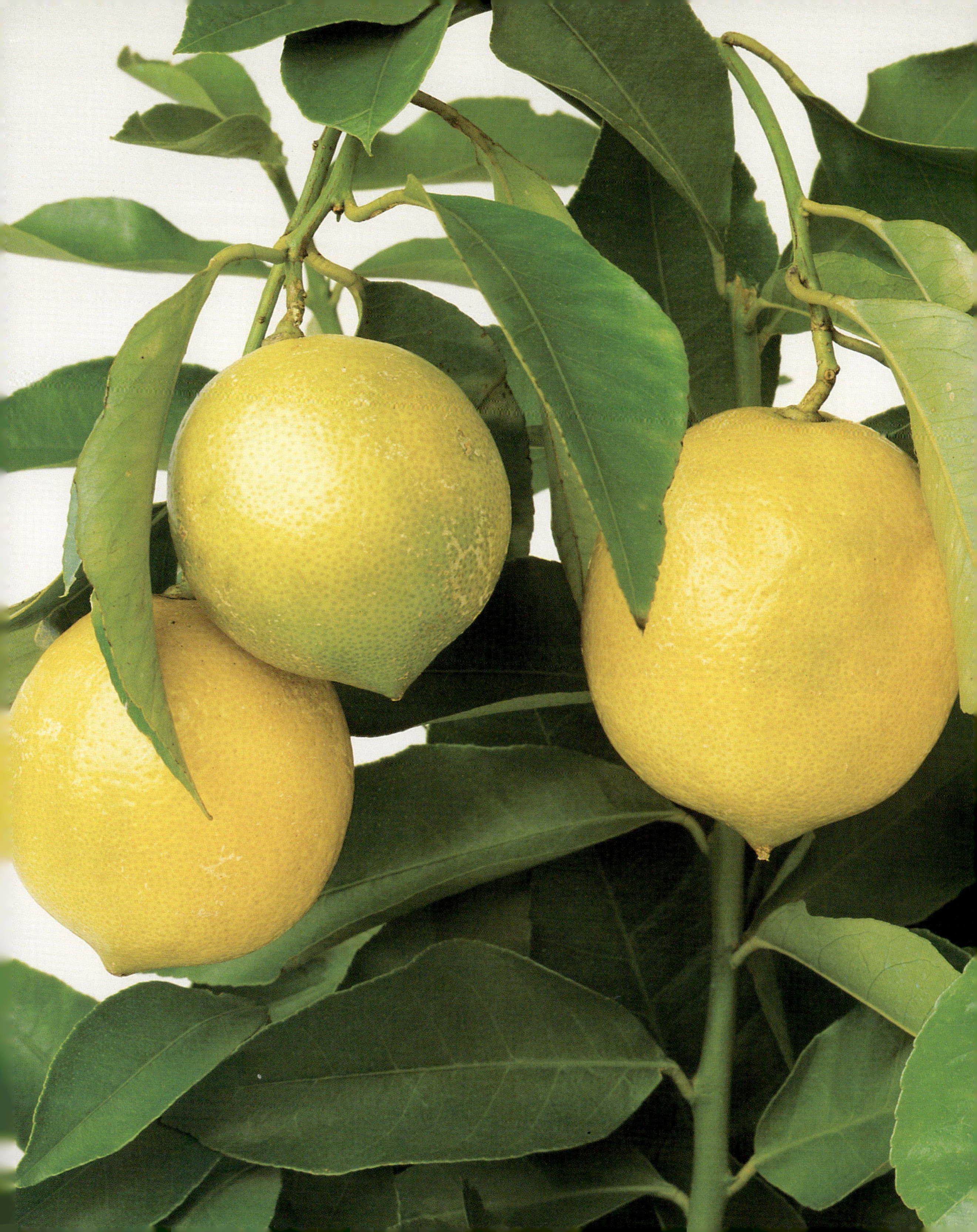

Fehlen Vitamine, so können ganz bestimmte und schwerwiegende Krankheiten auftreten!

Es gibt hierzu noch einen markanten Satz, der die Zusammenwirkung vieler lebenswichtiger Stoffe, der »Vitalstoffe«, verdeutlicht:
»Das Ganze ist mehr als nur die Summe seiner Teile!«
(Christian von Ehrenfels)

Nach allen wissenschaftlichen Erkenntnissen kann unsere heutige Fertignahrung selbst mit noch so raffiniert zusammengestellten Einzelbestandteilen nicht vollwertig gesunderhaltend sein!

Vitamine. Welche kennen wir überhaupt bis heute?

Vitamine gibt es in größerer Zahl. Man unterscheidet hierbei die wasserlöslichen Vitamine, zu diesen zählt der ganze Vitamin-B-Komplex und das Vitamin C, und die Gruppe der fettlöslichen Vitamine wie A, D, E und K. Unseren Bedarf an Vitaminen decken wir am allerbesten aus rohen Gemüsen, aus frischem Obst, aus allen Frisch-Getreidesorten und Nüssen, erst in zweiter Linie aus Frischmilch und Frischmilchprodukten, aus Eiern, Hefe, Lebertran und in noch geringerem Maße aus Frischfleisch. Beim Einkauf von Obst und Gemüse sollte stets auf die Frische geachtet werden, weil angewelktes Gemüse bereits einen Teil seiner Vitalstoffe verloren hat. Gerade in der warmen Jahreszeit empfiehlt es sich daher, stets nur den benötigten Tagesbedarf einzukaufen oder zumindest das Frischgemüse kühl aufzubewahren.

Bleibt z. B. Blattspinat auch nur einen heißen Tag auf dem Marktplatz oder in der eigenen Küche, so können bereits 60-70% seines Vitamin-C-Gehaltes zerstört sein. Vorsicht daher bei bereits zerschnittenem Gemüse oder beim Kauf bereits zerkleinerter Salate! Hier ist es gut möglich, daß die meisten Vitamine bereits verloren gegangen sind.

Deshalb machen Sie es sich am besten zum festen Grundsatz: Frisch kaufen – und frisch im Thermomix zubereiten!

Betrachten wir als nächstes die wichtigsten Vitamine etwas näher, zuerst die wasserlöslichen:

Die Vielzahl der B-Vitamine wirkt in allen lebenden Zellen. Sie spielen eine wesentliche Rolle beim Kohlenhydratstoffwechsel im Organismus. Da ist z. B. B1 oder auch Thiamin genannt; B2, auch Riboflavin; B3 Niacin oder der sogenannte B6 oder B12 Faktor. Ein Mangel an Vitamin B1, dem Thiamin, kann verschiedene Arten von Nervenleiden hervorrufen.

Aus vielerlei Veröffentlichungen geht hervor, daß die heutige Bevölkerung in USA und Europa an B-1-Mangel leidet

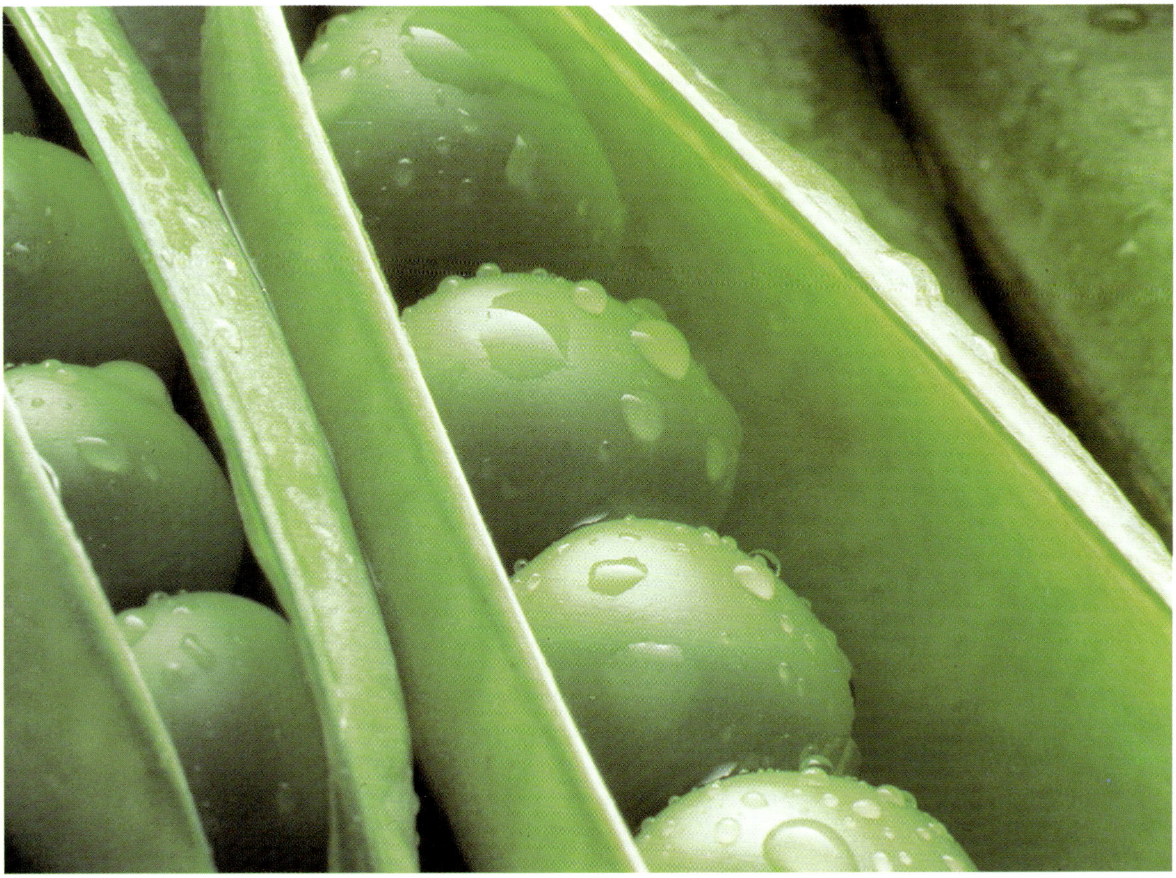

(wie es zu diesem gefährlichen Mangel kommen konnte, werden Sie im Textteil »Zucker« erfahren).

Die anderen B-Vitamine haben vielfältigen Einfluß im Stoffwechselbereich, z. B. wachstumsfördernd, Regulation des Verdauungssystems, entzündliche Hautleiden, Haarausfall oder chronische Bindehautentzündung.

Wo finden wir den B-Komplex?
Welche Nahrungsmittel sollen wir bevorzugen?
Hauptsächlich finden wir den gesamten B-Komplex in den vielen uns zur Verfügung stehenden Getreidesorten, und zwar im vollen Korn, dann teilweise in der Milch, in tierischen Innereien, Hefe, einigen Gemüsesorten, besonders in den grünblättrigen, und in Hülsenfrüchten.

B-Vitamine werden durch Kochen oder allein schon durch längeres Wässern von Gemüse ausgelaugt und gehen beim Fortgießen des Kochwassers verloren. Besonders hitzeempfindlich ist das Vitamin B 1, dies muß bei der Zubereitung der Nahrung beachtet werden (Hinweise dazu beim täglichen Speiseplan der Vollwerternährung). Hier ist um so größere Vorsicht geboten, weil das Vitamin B 1 unentbehrlich zur Erhaltung des Lebens ist und dem Körper die Verwertung vieler Nahrungsmittel überhaupt erst ermöglicht. So hat das Vitamin B 1 eine wesentliche Funktion beim Kohlenhydratstoffwechsel. Je mehr isolierte Kohlenhydrate (Auszugsmehl, Zucker) wir verzehren, um so größer ist unser Bedarf an Vitamin B 1!

Die größte Schwierigkeit in der heute üblichen Ernährungsweise liegt in der ausreichenden Versorgung mit Vitamin B 1. Auch bei der Versorgung mit Vitamin B 2 besteht die Gefahr einer Unterversorgung.

Eines der bekanntesten Vitamine ist das Vitamin C, die sogenannte Ascorbinsäure. Sicher dadurch so bekannt, weil es günstige Auswirkungen hat bei der Verhinderung oder Behandlung von vielerlei Infekten, unter denen wir heute oft leiden.

Nun hat ein Vitamin, wie schon oben beschrieben, niemals nur eine Aufgabe im Organismus. So ist Vitamin C z. B. auch notwendig zur Bildung und Gesunderhaltung des Bindegewebes, es unterstützt die Entgiftung von in den Blutkreislauf getretenen Allergenen, trägt zum gesunden Wachstum der Knochen bei, wirkt ursächlich mit bei der Verhinderung von Zahnschäden wie Parodontose. Selbst bei der Krebsvorsorge sowie bei der Krebsbehandlung spielt die Aufnahme von Vitamin C eine große Rolle. Auch bei der Verhütung von Vergiftungen durch Chemikalien hat dieses Vitamin eine wichtige Funktion, z. B. als Hemmstoff zur Nitrosaminbildung.

Vitamin C kann im Körper nicht über einen längeren Zeitraum hin gespeichert werden. Wir müssen es durch unsere tägliche Nahrung aufnehmen. Dazu sollten wir aber auch wissen, daß schon die kleinste Erhitzung unserer Nahrung zu Vitamin-C-Verlusten führt. Auch ist es leicht zerstörbar durch Oxydation, das geschieht bereits, wenn ein frisches, Vitamin-C-haltiges Lebensmittel, besonders in zerkleinerter Form, Licht und Luft ausgesetzt ist.

Vitamin C ist hauptsächlich enthalten in allen frischen Obst- und Gemüsesorten.

Ein weiteres, schon häufig erwähntes Vitamin ist das Vitamin A. Karotin ist das sogenannte Provitamin, der Vorläufer von Vitamin A.

Auch dieses Vitamin hat wieder viele wichtige Funktionen: es fördert die Haut- und Schleimhautfunktionen. Es erhöht die In-

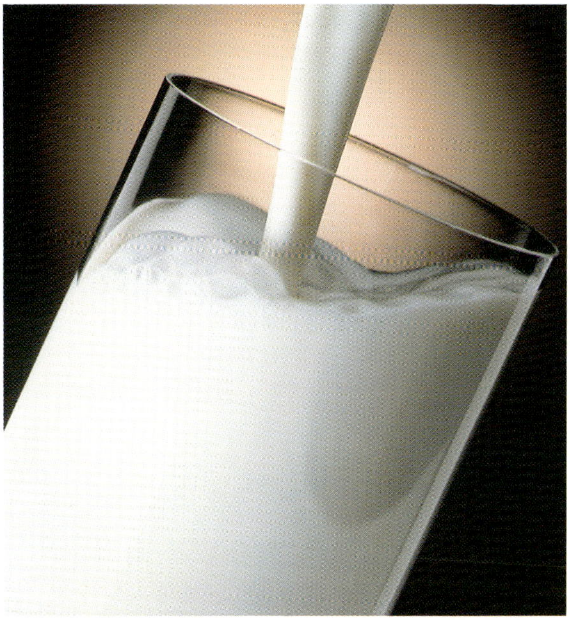

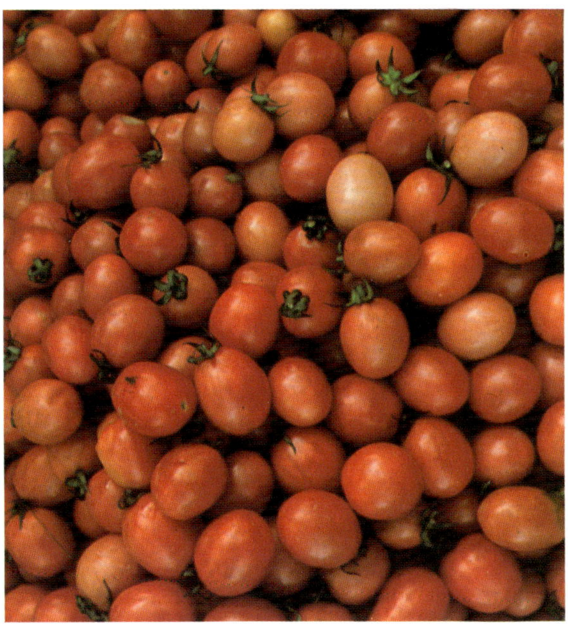

fektionsabwehr und verhindert als wichtiger Bestandteil des Sehpurpurs (Farbstoff im Inneren des Augapfels) die Beeinträchtigung des Sehvermögens. Bei einem Mangel trocknet das Haar aus, Hautjucken, unreine Haut, brüchige Fingernägel, Bindehautentzündungen oder Lichtempfindlichkeit der Augen sind einige markante Zeichen.

Karotten, Aprikosen und Pfirsiche sowie grünblättrige Gemüse liefern uns das Vitamin A. Auch tierische Lebensmittel wie Leber, Butter, Sahne, Milch und Eidotter enthalten dieses Vitamin (zu einigen dieser tierischen Lebensmittel siehe auch Kapitel »Schadstoffe« und »Eiweiß«).

Das Vitamin D wird auch als das Sonnenvitamin bezeichnet, weil es durch Sonnenstrahlen im Körper umgesetzt wird!

Vitamin D ist unentbehrlich für den Mineralstoffhaushalt unseres Körpers. Es regelt vor allem das Verhältnis der beiden Mineralstoffe Calcium und Phosphor. Hierdurch schafft es die Grundlage für den Aufbau von Knochensubstanz.

Durch Mangel an Vitamin D entsteht eine Knochendeformierung (Rachitis) bei Kindern, aber auch bei Erwachsenen eine Erkrankung mit dem Namen »Osteomalazie« benannt.

Es gibt mehrere chemische Verbindungen dieses Vitamins von D1 – D5.

Einige dieser Verbindungen (D2) werden erst in unserem Körper durch die Sonnenbestrahlung wirksam. Hier erkennen wir wieder den Ursprung des Lebens, nämlich wie die Sonne durch die Bildung des D-Vitamins an der Erhaltung des Lebens beteiligt ist. Wie dieses Vitamin wirkt, ist auch heute noch weitgehend unbekannt.

Welche Quellen kennen wir?
Butter, besonders die Sommerbutter und der in früheren Jahren so hochgepriesene Lebertran enthalten dieses Vitamin. Viel Aufenthalt im Freien, besonders an sonnigen Tagen, und eine vitalstoffreiche Vollwert-Ernährung sichern eine ausreichende Zufuhr in der heutigen Zeit.

Vitamin E: Das Vitamin der 80er Jahre, ein Wundervitamin?

Gerade in den letzten Jahren hat sich die Lebensmittelindustrie besonders dieses Vitamins angenommen. Erschreckend nahm die Zahl der Herzerkrankungen zu, man suchte also wieder einmal ein »Heilmittel«. Tatsächlich kann dieses Vitamin sich stärkend auf den Herzmuskel und die Blutgefäße auswirken. Aber auch für vielerlei andere Funktionen im Organismus ist Vitamin E verantwortlich. So ist es auch für die Fortpflanzung von Bedeutung.

Gerade hier an dieser Stelle sollte einmal deutlich betont werden, daß jede konzentrierte Vitaminabgabe in die Hand des Arztes gehört. Erstaunlich ist nur, daß der sonst so rege deutsche Verbraucherschutz zuläßt, daß immer mehr Vitaminpräparate frei im Handel angeboten werden dürfen. Normalerweise gilt auch hier wieder der Satz, daß eine vollwertige Ernährungsweise den Bedarf an Vitamin E voll deckt. Leider werden viele Vitamin-E-haltige Lebensmittel durch Weiterverarbeitung denaturiert, dies gilt besonders für viele handelsübliche Pflanzenfette: durch die sogenannte »Härtung« geht der größte Teil dieses Vitamins verloren (Kapitel »Fette«).

Enthalten ist Vitamin E im Getreidekeim, in ungehärteten, unraffinierten Pflanzenölen, in geringerem Maße auch in Möhren, Nüssen und im Eigelb.

Weiter möchte ich Sie nicht in die heute oft zitierte »Vitaminlehre« einführen. Wichtig ist nur, daß Sie sich merken, daß jedes einzelne Vitamin, daß jeder, auch der anderen noch nicht genannten »Vitalstoffe« eine zentrale und dezentrale Bedeutung im Stoffwechsel hat. Es gibt aber auch Einflüsse von außen, die die Wirkung von Vitaminen negativ beeinflussen. Dies ist zu bedenken bei längerer Medikamenteneinnahme, z. B. Antibiotika oder Abführmittel. Und dies gilt auch für Gewohnheiten wie das Rauchen.

Weitere, klassische Vitaminräuber sind der Alkohol und Süßgetränke wie z. B. Limonade.

Vitalstoffe: Die Mineralstoffe und Spurenelemente

Acht Mineralstoffe finden wir in jeder menschlichen Zelle, egal, ob es sich hierbei um eine Haut-, Muskel-, Nerven- oder Knochenzelle handelt.
Dies sind: Natrium, Chlorid (Chlor), Kalium, Magnesium, Calcium, Phosphor, Eisen und Schwefel.

Außer diesen acht genannten gibt es noch zahlreiche andere Mineralstoffe im Körper, die allgemein als Spurenelemente bezeichnet werden. Sie kommen zwar nur in winzigen Spuren vor, sind aber trotzdem für die Aufrechterhaltung der Gesundheit unentbehrlich. Solche Spurenelemente sind z. B.:
Bor, Brom, Fluor, Jod, Kobalt, Kupfer, Mangan, Molybdän, Selen, Silizium und Zinn.
Diese Spurenelemente sind in Frischgemüse (z. B. Thermomix-Rohkost!), Obst, Fisch und Fleisch enthalten, vor allem aber in Getreide.

Wer sich täglich um eine vollwertige Ernährung bemüht, wird auch hier ausreichend mit Mineralstoffen und Spurenelementen versorgt.

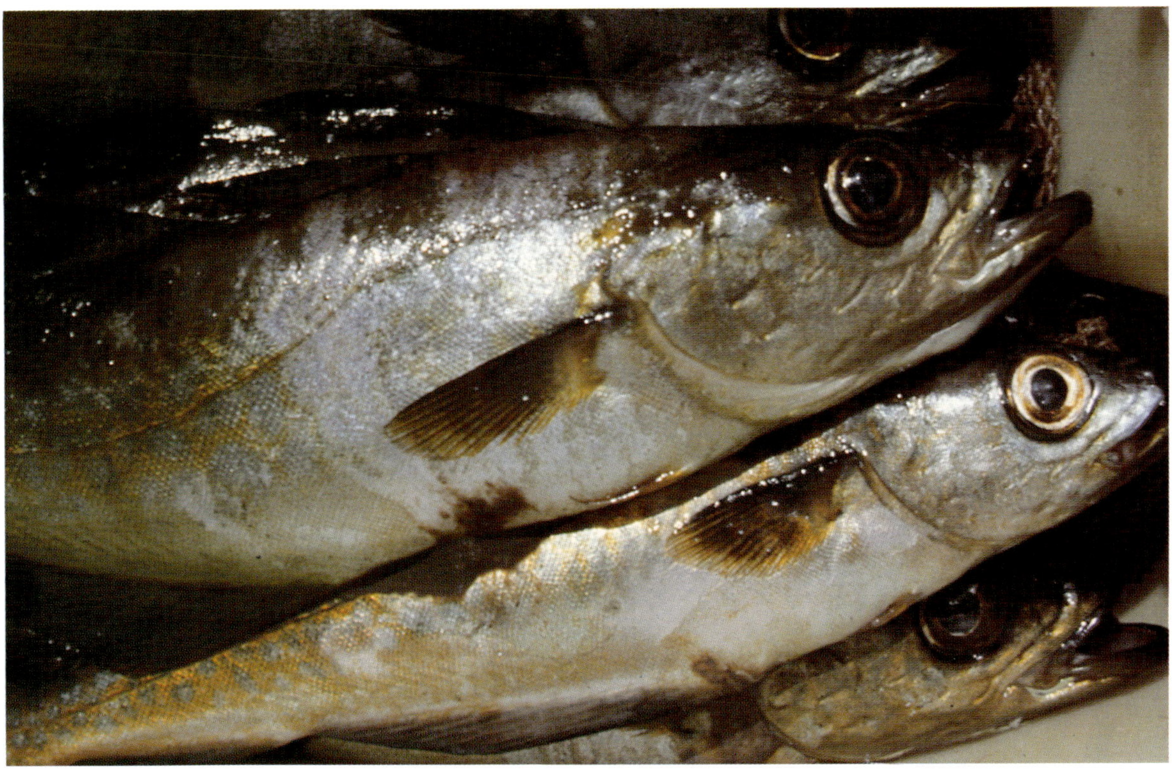

Vitalstoffe auf einen Blick: Vitamine

Vitamine	**Durchschnittlicher Tagesbedarf**	**Vorkommen**
Fettlösliche Vitamine		
A	Erwachsene: 0,8-1,0 mg	Karotin: Karotten, Spinat, Grünkohl, Tomaten Vitamin A: Lebertran, Butter, Olivenöl, Sahne, Milch, Eigelb.
D	Erwachsene: 5 μg	Grünes Frischgemüse, Fische, Eigelb, Lebertran, Sahne, Milch, Käse, Butter, Hefe.
E	Erwachsene: 12 mg	Getreidekorn, Pflanzenöle, Butter, Haferflocken, Ei, Leber, Milch, frische grüne Gemüse, Salate.
K	ist nicht genau bekannt (wird beim gesunden Erwachsenen von Darmbakterien gebildet und zum Teil wieder resorbiert)	Frische Grünpflanzen, Spinat, Leber, Fleisch, Fisch, Milch, Salat, Kohl.
Wasserlösliche Vitamine		
B 1	Erwachsene: 1,2-1,4 mg	Frischkornbrei, Getreidekeime, Nüsse, Bierhefe, Hülsenfrüchte, Kartoffeln, Milch, Herz, Leber, Nieren.
B 2	Erwachsene: 1,5-1,7 mg	Milch und Milchprodukte, Innereien, Gemüse, Obst, Kartoffeln, Getreideerzeugnisse Hefe, Fisch.
B 6	Erwachsene: 1,6-1,8 mg Frauen, die orale Kontrazeptiva einnehmen, haben einen erhöhten Bedarf	Getreideerzeugnisse, Kartoffeln, Gemüse, Milch, Fleisch, insbesondere Innereien, Fisch.
B 12	Erwachsene: 5 μg	Leber, Nieren, Fleisch, Milch und Milchprodukte, Ei, (Pflanzliche Lebensmittel enthalten kein Vitamin B 12). B 12 wird im Körper selbst gebildet.
Folsäure	Erwachsene: 400 μg Erhöhter Bedarf bei Schwangerschaft und Stillzeit	Leber, Sojabohnen, Bierhefe, Weizenkeime, grüne Gemüse.
C	Erwachsene: 75 mg Raucher bis zu 40% höherer Bedarf	Rohes Obst und Gemüse, besonders in Zitrusfrüchten, schwarzen Johannisbeeren und Hagebutten, auch reichlich in Paprikaschoten, Kartoffeln, Zwiebeln, Weißkohl.

Aufgaben	Mangelerscheinungen
Fördert Wachstum und die Funktion von Haut und Schleimhäuten; beim Sehvorgang beteiligt. Erhöht die Infektionsabwehr.	Wachstumsstörungen, Hautschäden, Lichtempfindlichkeit, herabgesetzte Sehschärfe bei Dämmerlicht bzw. Nachtblindheit.
Knochenbildung, Regulation des Calcium- und Phosphorstoffwechsels.	Rachitis bei Kindern, Entkalkung der Knochen und dadurch Knochenerweichung.
Wichtig für den Fettstoffwechsel, schützt ungesättigte Fettsäuren vor der Zerstörung (Oxidationsschutz). Bewirkt eine Stabilisierung der Zellmembran. Wirkt allgemein leistungssteigernd.	Treten beim Menschen äußerst selten auf, führen aber zur Unfruchtbarkeit beider Geschlechter und zu Beschwerden in den Wechseljahren.
Verantwortlich für die Blutgerinnung.	Verlängerung der Blutgerinnungszeit. Neigung zu Blutungen.
Spielt eine wichtige Rolle im Kohlenhydrat-, Fett-, Eiweißstoffwechsel. Erhöht die körperliche und geistige Leistungsfähigkeit, fördert die Magen- u. Darmfunktionen. Beeinflußt das Nerven- und Muskelsystem.	Störungen des Kohlenhydratstoffwechsels des Nervensystems, Herzstörungen, Müdigkeit, Appetitlosigkeit, verminderte Widerstandskraft gegen Infektionen, Beriberi.
Untergruppe des Vitamin-B-Komplexes. Wichtigster Bestandteil dieser Untergruppe ist das »Laktoflavin«, auch Wachstumsfaktor genannt. Es ist ein Teil des Atmungsfermentes in jeder Zelle und für die Erhaltung des Lebens erforderlich.	Wachstumsstörungen, Lichtempfindlichkeit, Sehstörungen, Hautveränderungen wie Rötung, Schuppenbildung, Risse der Mundwinkel.
Hat eine wichtige Funktion für die Aufrechterhaltung des Eiweißstoffwechsels und für die Blutbildung.	Appetitlosigkeit, Hautveränderungen, Muskelschwund, Krämpfe, Blutarmut.
Hat einen wesentlichen Einfluß auf die Blutbildung und hier besonders auf die Entwicklung der roten Blutkörperchen. Ein Wachstumsvitamin!	Blutarmut, Veränderungen an der Zungenschleimhaut, nervöse Störungen.
Übertragung von Kohlenstoffaufbausteinen und Aufbau von im Organismus benötigten Substanzen, Blutbildung.	Blutarmut, Verdauungsstörungen, entzündliche Veränderungen an der Mundschleimhaut.
Abwehr von Infektionskrankheiten, Bildung von Knochen, Zähnen, Blut, beeinflußt die Zellatmung und fördert die Zellatmung und fördert die Eisenverwertung.	Müdigkeit, geistige und körperliche Leistungsminderung. Schlechte Wundheilung und Anfälligkeit für Infektionskrankheiten, Skorbut, Zahnfleischbluten.

Vitalstoffe auf einen Blick: Mineralstoffe

Mineralstoffe	Durchschnittlicher Tagesbedarf	Vorkommen
Natrium	Erwachsene: 2-3 g 2-3 g Natrium entsprechen 5-7 g Kochsalz (NaCl)	in fast allen Lebensmitteln, besonders in Wurst, Käse.
Chlorid (Chlor)	Erwachsene: 3-5 g **Achtung:** Der Verbrauch an Kochsalz ist im allgemeinen zu hoch (ca. 15 g pro Tag), etwa 5 g würden genügen!	Natrium (Na) und Chlor (Cl) bilden zusammen Kochsalz (NaCl) und kommen in fast allen Lebensmitteln vor.
Kalium	Erwachsene: 3-4 g	Obst, Gemüse, Kartoffeln, Fleisch, Milch, Käse, Vollkorngetreide.
Magnesium	Erwachsene: 300-350 mg	Milch, Käse, Fisch, Haferflocken, Spinat, Vollkorngetreide.
Calcium	Erwachsene: 800 mg Schwangere, Stillende: 1.200 mg	Milch, Milchprodukte, Obst, Gemüse, Brot, Haferflocken, Fisch, Hülsenfrüchte, Nüsse, Vollkorngetreide.
Phosphor	Erwachsene: 800 mg	Milch, Milchprodukte, Fleisch, Wurst, Fisch, Eier, Vollkorngetreide-Erzeugnisse, Gemüse, Kartoffeln.
Eisen	Erwachsene: Frauen 18 g Männer 12 g	Leber, Herz, Nieren, Fleisch, Vollkornerzeugnisse, Gemüse, besonders Spinat.
Jod	Jugendliche, Erwachsene: 0,150 mg	Seefisch, Innereien, Milch, Eier, Vollkorngetreide.
Fluorid	Jugendliche, Erwachsene: 1,0 mg	Getreideerzeugnisse, Innereien.

Aufgaben	Mangelerscheinungen
Erhält die Gewebespannung, hält zusammen mit Chlor das Wasser im Gewebe zurück, aktiviert Enzyme.	Kopfschmerzen, Muskelkrämpfe, Kreislaufversagen nach starken Wasserverlusten durch Schwitzen, Erbrechen, Durchfälle.
Zusammen mit Natrium und Kalium Erhaltung der Gewebespannung, Bestandteil der Salzsäure im Magen.	Kopfschmerzen, Muskelkrämpfe, Kreislaufversagen nach starken Wasserverlusten durch Schwitzen, Erbrechen, Durchfälle. Magensaftverluste nach länger dauerndem Erbrechen.
Erhält die Gewebespannung, fördert den Wasserentzug aus dem Gewebe (Gegenspieler von Natrium), Muskelkontraktion.	Muskelschwäche, Herzfunktionsstörungen.
Zusammen mit Calcium und Phosphor Aufbau von Knochen und Zähnen, Bestandteil von Enzymen, Erregbarkeit der Muskeln, zählt zu den wichtigsten Mineralien.	Stoffwechselstörungen, Übererregbarkeit, Muskulatur.
Baustoff der Knochen und Zähne, unerläßlich für die Blutgerinnung und normale Erregbarkeit der Muskeln. Kann zusammen mit Vitamin D Stoffwechselstörungen entgegenwirken.	Entkalkung von Knochen und Zähnen. Übererregbarkeit von Nerven und Muskeln.
Baustoff der Knochen, Energiegewinnung und Energiebewertung im Körper.	Mangel an Phosphor bei uns nicht bekannt. Zuviel Phosphor stört den Calciumstoffwechsel.
Baustein des roten Blutfarbstoffs. Bindet den Sauerstoff in den roten Blutkörperchen.	Blutarmut, Müdigkeit, Muskelschwäche.
Unerläßlich für den Aufbau von Schilddrüsenhormonen.	Vergrößerung der Schilddrüse, Kropfbildung.
Härtet den Zahnschmelz.	Karies.

Zucker: Pro und Kontra

Ein weiteres isoliertes Kohlenhydrat wie die zuvor beschriebenen Auszugsmehle ist der Zucker.

Alle von uns verwendeten Zuckerarten haben einen langen Fabrikationsprozeß hinter sich, um als chemisch reines »Präparat« zu uns zu gelangen. Sie werden inzwischen auch als Fabrikzucker bezeichnet.

Der Zuckerverbrauch ist innerhalb von 20 Jahren von 7 Kilo pro Kopf und Jahr auf 36 Kilo (!) gestiegen.
Und dies trotz der Tatsache, daß Zucker keinerlei wichtige Vitalstoffe enthält, sondern nur Kalorien (Energie) liefert und die Zahnarztpraxen vollhält. Rund 15 Millionen Deutsche erkranken pro Jahr an Karies.

Schauen wir uns den Zucker also einmal etwas näher an!
Zucker wird hauptsächlich aus Zuckerrohr und Zuckerrüben hergestellt. Viele vitalstoffreiche Hauptbestandteile gehen verloren, bis die reine Saccharose (chemische Bezeichnung für alle Zuckerarten) übrigbleibt.

In der Kollath-Tabelle finden Sie die Zuckerarten in der Reihe f) als Präparate aufgeführt. Der Zucker ist als minderwertiges Nahrungsmittel anzusehen.

Dazu gehört nicht nur der weiße Haushaltszucker, auch die formveränderten Zuckersorten wie Hagelzucker, Puderzucker, Gelierzucker, Kandiszucker, Vanillezucker und die immer als »gesunder« angesehenen Zuckersorten wie der Traubenzucker, der Fruchtzucker, der Malzzucker, der Milchzucker und der braune Zucker.

Zucker wird seitens der Industrie auch unter anderem Namen verkauft und vermarktet oder geschickt gleich in Fertigprodukte eingearbeitet. Wenn Sie lesen: Dextrose, Fructose, Glucose, Glucosesirup, Invertzucker, Maltodextrin, Maltose, Malzextrakt oder auch Urzucker, so ist dies alles auch Fabrikzucker.

Laut Umfrage ißt jeder von uns 72 Pfd. Zucker im Jahr, das wären 700 g in der Woche. Wenn Sie, lieber Leser, diese Zahl für unwahrscheinlich halten, so haben Sie sicher den »versteckten« Zucker in den Fertignahrungsmitteln nicht mitgerechnet.

Isolierter Zucker enthält aufgrund seiner industriellen Bearbeitung keine Ballaststoffe, keine Vitamine und so gut wie keine Mineralien mehr. Er ist zwar kein Schadstoff, aber ein »chemisch reines Kunstprodukt«.
Wenn er so »sauber« ist, was bewirkt und verursacht er dann in unserem Körper? Chemisch »gesäubert« und trotzdem so schädigend für unseren Körper und Organismus?

Sie sind sicher inzwischen etwas verwirrt, denn Sie haben auch gehört: »Zucker

Kalorien und Joule

Seit 1978 werden auch bei uns die sogenannten Energiewerte der Lebensmittel nicht mehr in Kalorien, sondern in Joule (sprich: dschul) gemessen und als KJ = Kilo-Joule angegeben. Die zuvor gebrauchten Angaben in Kilokalorien (abgekürzt Kcal) entsprachen nicht den internationalen Gepflogenheiten.

Umrechnungsformel für Kalorien in Joule:
1 Kcal $\triangleq$ 4,2 KJ

Der heute aber bereits schon wieder überholten Kalorienlehre, die sich hauptsächlich auf die drei Grundnährstoffe Kohlenhydrate, Fette und Proteine (Eiweiß) stützt, wird von zahlreichen Ernährungswissenschaftlern die Hauptschuld an der Zunahme ernährungsbedingter Zivilisationskrankheiten zugewiesen!

Heute weiß ein jeder gesundheitsbewußte Verbraucher, daß die Nahrungsauswahl nicht nach Kaloriengehalt erfolgen sollte, sondern stets nach Frische, d. h. dem Gehalt an Vitalstoffen.
Vergleiche und Kommentare hierzu bietet auch der bekannte Ernährungswissenschaftler Dr. Max Otto Bruker »Gesund durch richtige Ernährung«.

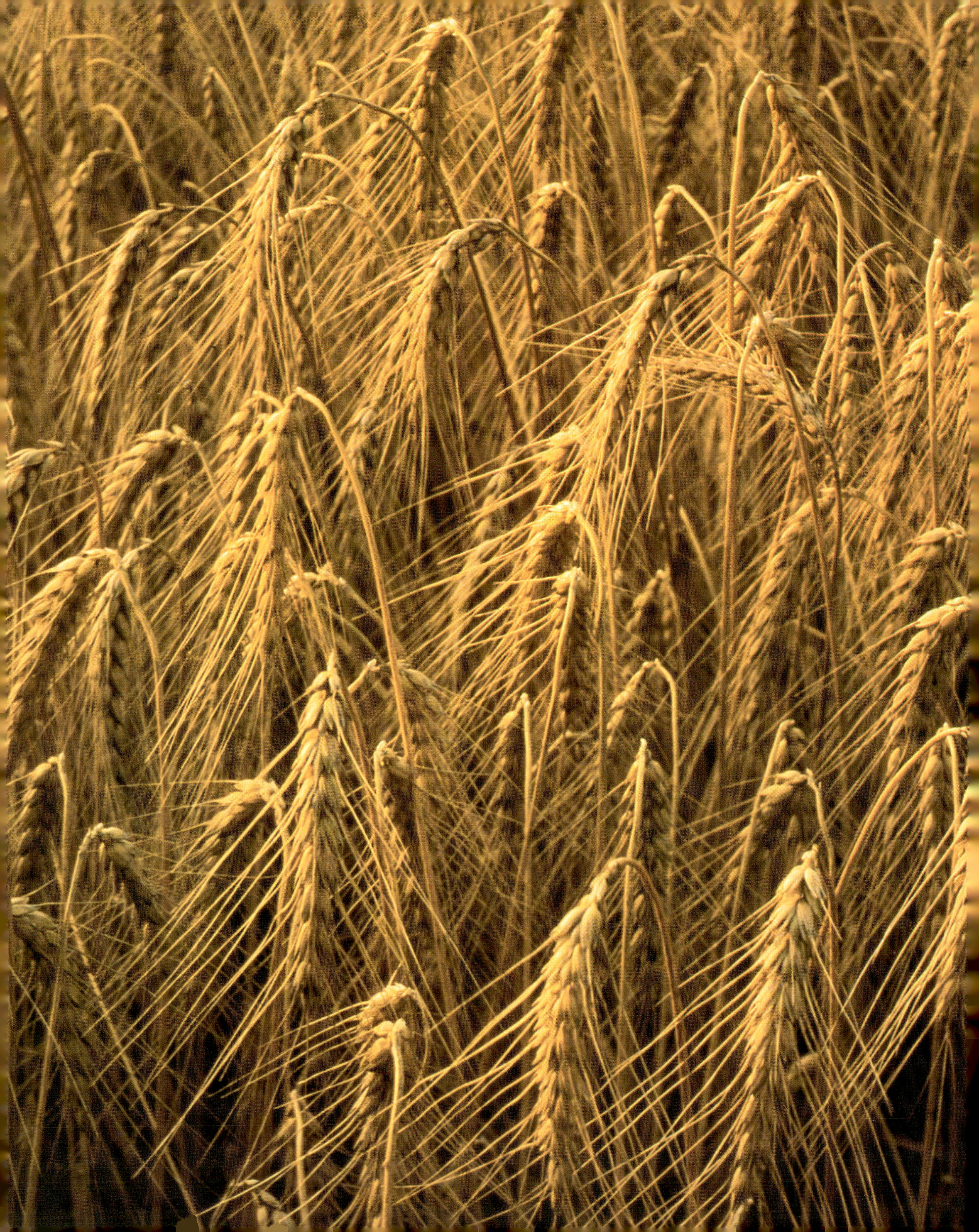

Getreide: Basis der Vollwertkost

Schon mehrmals habe ich in diesem Buch den Begriff »Auszug« benutzt. Ein Auszug eines »ganzen« Lebensmittels ist immer nur teilwertig oder sogar ein vitalstoffarmes Präparat, wie z. B. unsere handelsüblichen Auszugsmehle. Gemeint ist damit das weit verbreitete Weiß- und Graumehl, bzw. die daraus hergestellten Produkte. Meist wird uns das Typ-405-Mehl angeboten. Die Typzahl gibt uns den Ausmahlungsgrad an. Je niedriger die Zahl, desto wertloser ist das Mehl! (Siehe hierzu nachfolgendes Kapitel »Mehl«.)

Niedrig ausgemahlener Weizen heißt Weißmehl, und niedrig ausgemahlener Roggen heißt Graumehl. Dem Getreide wurde hierbei vor dem eigentlichen Mahlvorgang die Randschicht und der Keim entfernt. Diesen Mehlen – und dies gilt auch für die anderen Getreidesorten – fehlen somit lebenswichtige Vitalstoffe.

Auch das vielen Menschen gesünder erscheinende Graubrot, oft als dunkles oder als schwarzes Brot bezeichnet, ist ein denaturiertes, minderwertiges Nahrungsmittel. Genau wie das Weißbrot.

Was geht nun tatsächlich alles verloren bei der Entfernung von Getreiderandschichten und -keim? Nun, es sind die meisten der wasserlöslichen und fettlöslichen Vitamine, dann der größte Teil des Vitamin B-Komplexes, die meisten Mineralstoffe, Spurenelemente, Enzyme, ungesättigte Fettsäuren, Aromastoffe, Eiweiß und Faserstoffe (Ballaststoffe). Somit ist dieses handelsübliche Mehl zu einer Konserve geworden. Und, vom gesundheitlichen Aspekt, auch wertlos wie eine Konserve!

Wesentlich ist, sich an dieser Stelle in Erinnerung zu rufen, daß Getreide z. B. unser Hauptlieferant des lebenswichtigen Vitamin-B-Komplexes ist, insbesondere des Vitamins B1. Gerade dieses Vitamin spielt beim Kohlenhydratstoffwechsel im menschlichen Körper eine zentrale Rolle.

Es ist eine gefährliche Entwicklung, chemisch und physikalisch ein einst vollwertiges Lebensmittel so negativ zu verändern. Ein Mangel an B1 kann diverse Störungen im Stoffwechselgeschehen hervorrufen. Und mit solchen Störungen beginnen die meisten ernährungsbedingten Krankheiten. (Siehe Kapitel »Gesundheit« und Kapitel »Mehl«.)

Aufgrund meiner eigenen Erfahrungen, meiner Arbeit und dem Kontakt zu vielen Mitmenschen kann ich bestätigen, daß das Getreide die umfassende Aufbaunahrung ist, die nicht nur den Vorzug hat im Höchstmaß gesund zu sein, sondern uns auch vielfältige Zubereitungsarten ermöglicht, die ganz hervorragend munden.

Warum strebt wohl der Mensch danach, eines der ältesten und gesündesten Lebensmittel so zu denaturieren? Um dies zu beschreiben, möchte ich gerne noch einmal auf die Historie zurückgreifen.

Dem Menschen gelang es, Wildgräser mittels Züchtung zu wertvollen Nutzpflanzen zu entwickeln. Unerläßlich war dabei die Pflege und die Gesunderhaltung des Ackerbodens.

Geobotanische Forschungen haben ergeben, daß die Urformen unserer heutigen Getreidezüchtungen aus den Hochregionen von Gebirgen stammen. Und noch eins: Fast alle Getreidearten stammen aus der alten Welt. Ausgrabungsfunde aus Ägypten belegen, daß Getreide dort bereits vor ca. 14000* Jahren angebaut wurde.

Als »uralt« unter den heute bekannten Getreidesorten muß man auch die Gerste bezeichnen. Wissenschaftler schätzen, daß die ältesten Funde aus Abessinien, China und Tibet etwa 7.000 Jahre alt sind. Roggen und Weizen sind im Vergleich dazu jüngere Getreidearten und stammen aus Vorderasien, bes. Afghanistan.

*Quelle: Bundesausschuß für volkswirtschaftliche Aufklärung e.V., Köln.

Forscher und Historiker glauben, daß unsere Vorfahren damals das ganze Getreidekorn zerkauten und den süßlichen Geschmack als angenehm empfanden. Im Gegensatz zu heute hatte man damals viel, viel Zeit und offensichtlich auch noch ausgezeichnete Gebisse. Wie historisch belegt und bewiesen, war dann die nächste Entwicklungsstufe, aus verschiedenen Getreidesorten Breigerichte herzustellen. Dies natürlich unterschiedlich nach geographischer Lage. Die Körner wurden hierzu in Wasser eingeweicht, wodurch eine bessere Sättigung erreicht wurde. Schon 400 v. Christus wurde z. B. morgens Gerstenschrot verzehrt. Die Gerste wurde hierfür zwischen Steinen grob geschrotet und dann in Wasser eingeweicht. Auch eine Vorratshaltung war zu dieser Zeit bereits bekannt.

Man trocknete den Brei in der Sonne. Aus den fladenähnlichen Gebilden brach man sich nach Belieben Stücke ab, die man dann zu Milch oder Wein aß.

Die nächste Entwicklungsstufe war dann das Dörren und Rösten. Dazu wurden Getreidekörner in einen Topf mit Sand geschüttet. Der Sand sollte das Zerspringen des Topfes verhindern. Der Topf wurde dann solange erhitzt, bis das Getreidekorn aufplatzte. Diese Methode der Zubereitung war besonders bei den Nomadenstämmen in Tibet beliebt. Anschließend wurde das Getreide gemahlen und mit Butter und Tee als sogenannte Tibeter »Tzam-pa« genossen.

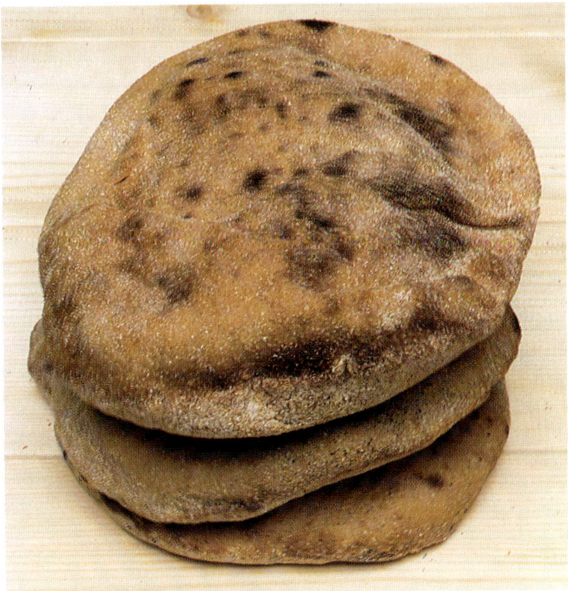

Die ersten Brote waren Fladenbrote, auf dem Stein in der Sonne oder über dem offenen Feuer gebacken. Die ersten Gärbrote konnten aber erst hergestellt werden, nachdem es Weizen und Roggen gab. Diese beiden Getreidearten enthalten nämlich einen Eiweißstoff, den sogenannten »Kleber«. Der erst ermöglicht eine lockere und gut verdauliche Gärung.

Die Menschen damals müssen sich besonders stark und leistungsfähig gefühlt haben. Hätte es nicht aufgrund der schlechten hygienischen Verhältnisse so viele Seuchen gegeben, so wären unsere Vorfahren sicher gesund sehr alt geworden.

Die römischen Legionäre bekamen täglich 750 g Getreide als Hauptnahrung. Man ist sich heute nicht so ganz sicher, ob es Hirse oder Weizen war. Jedenfalls diese Legionäre mahlten in einer primitiven Handmühle ihren täglichen Bedarf – vom Thermomix konnten sie noch nicht einmal träumen – und aßen das Getreide in Form von Brei und Fladenbrot. Als es einmal zu einem Mangel an Getreide kam, und die römischen Kornkammern leer waren, mußte Fleisch verzehrt werden. Schon bald meuterten die Legionäre. Sie empfanden diese Fleischkost als Mangel- und Hungerernährung.

Jahrhundertelang hatte Korn und Brot »Gesundheit« und »Sattsein« bedeutet. Brotmangel war gleichbedeutend mit Elend und Hunger. Bis zum 19. Jahrhundert war es üblich, jede Getreidenahrung aus dem ganzen Korn herzustellen. Geschichtlich läßt sich auch hier wiederum sehr schön verfolgen, wie erfinderisch wir Menschen doch sind: Schon bald mahlte man Getreidemengen für den täglichen Bedarf mit Wasser- und Windmühlen.

Einen gänzlich neuen Weg brachte dann um 1840 die Erfindung der Walzenmühle. Sie wurde mit Dampf betrieben. Besonders die Amerikaner erkannten hierbei schnell die rationellen Vorzüge. Größere Mahlleistungen wurden nun erzielt, und die Weizenproduktion stieg erheblich an. In dieser Zeit hatte die »Oberschicht« der Bevölkerung schon begonnen, aus gesiebtem Mehl, dem heutigen Weißmehl, Kuchen für Festtage zu backen. Jetzt konnte die

Mühlenindustrie so richtig einsteigen, und dieses »verfeinerte« Verfahren übernehmen, in dem die Kleie entfernt wurde. Technisch war es möglich, auf Vorrat zu mahlen. Nur mit dem so gemahlenen Getreide stimmte etwas nicht. Es schmeckte und roch schnell ranzig. Die Ursache dieses unangenehmen Geruchs und Geschmacks war die Zersetzung des fetthaltigen Getreidekeims. Man konsultierte also die damaligen »Ernährungsexperten«.

Und schon bald stand fest: wir brauchen nur die Hauptnährstoffe, alles andere ist überflüssiger Ballast. (Ballaststoffe und Vitamine kannte man damals noch nicht!) Also wurde der Keim entfernt, nach damaligem Wissen kein Eingriff, der irgendwie schädlich sein konnte. Mit der Kleie wurde das Nutzvieh gefüttert.

Etwas später erkannte man, daß dieser »Ballast« ein unentbehrliches Aufzuchtfutter für Tiere ist, kam aber nicht auf den Gedanken, daß er auch für den Menschen unentbehrlich sein könnte.

Somit hatte die »Entthronung« des Getreides (Kollath), d. h. seine Entwertung vom ursprünglich vollwertigen Lebensmittel bis hin zum heutigen präparierten Nahrungsmittel begonnen.

Bei den jetzt einsetzenden Forschungs- und Nachzüchtungsarbeiten wurde immer weniger auf die wertgebenden Inhaltsstoffe geachtet, als auf die potentielle Ertragsbreite, d. h. nicht die Qualität, sondern die Quantität stand im Vordergrund. Dabei vergaß man auch, auf die Pflege und die Gesunderhaltung des Bodens zu achten. Nur mit einem hohen Einsatz an Chemie, besonders in den westlichen Staaten, ist die heutige Überproduktion überhaupt erst möglich geworden.

Ca. 80% des Weltgetreides wird in den Silos der USA aufbewahrt. Ein Großteil davon geht als Viehfutter in den Handel. (Futter für unsere Fleischmassenproduktion.)

Erst in jüngster Zeit entwickelte sich ein neues Bewußtsein dafür, welche gesundheitlichen Folgen allein die industrielle Verarbeitung (Denaturierung) des Getreides zu sogenannten »Auszugsmehlen« für uns haben kann. Die vielen ernährungsbedingten Krankheiten sprechen eine deutliche Sprache.

Hierzu noch ein nettes, ergänzendes, persönliches Beispiel: Während meiner Tätigkeit im Frankfurter Zoo lernte ich sehr schnell, daß den sehr wertvollen Tieren eine Nahrung gereicht wird, die ihrer Natur entspricht. Man wußte, daß nur so die Tiere über mehrere Generationen hin fortpflanzungsfähig sind. Nicht nur Erhaltung des Tierbestandes, sondern auch Fortpflanzung ist ja das Ziel jedes gutgeführten zoologischen Gartens. Und gerade der Frankfurter Zoo ist bekannt für seine hervorragenden Zuchterfolge. Scherzhaft

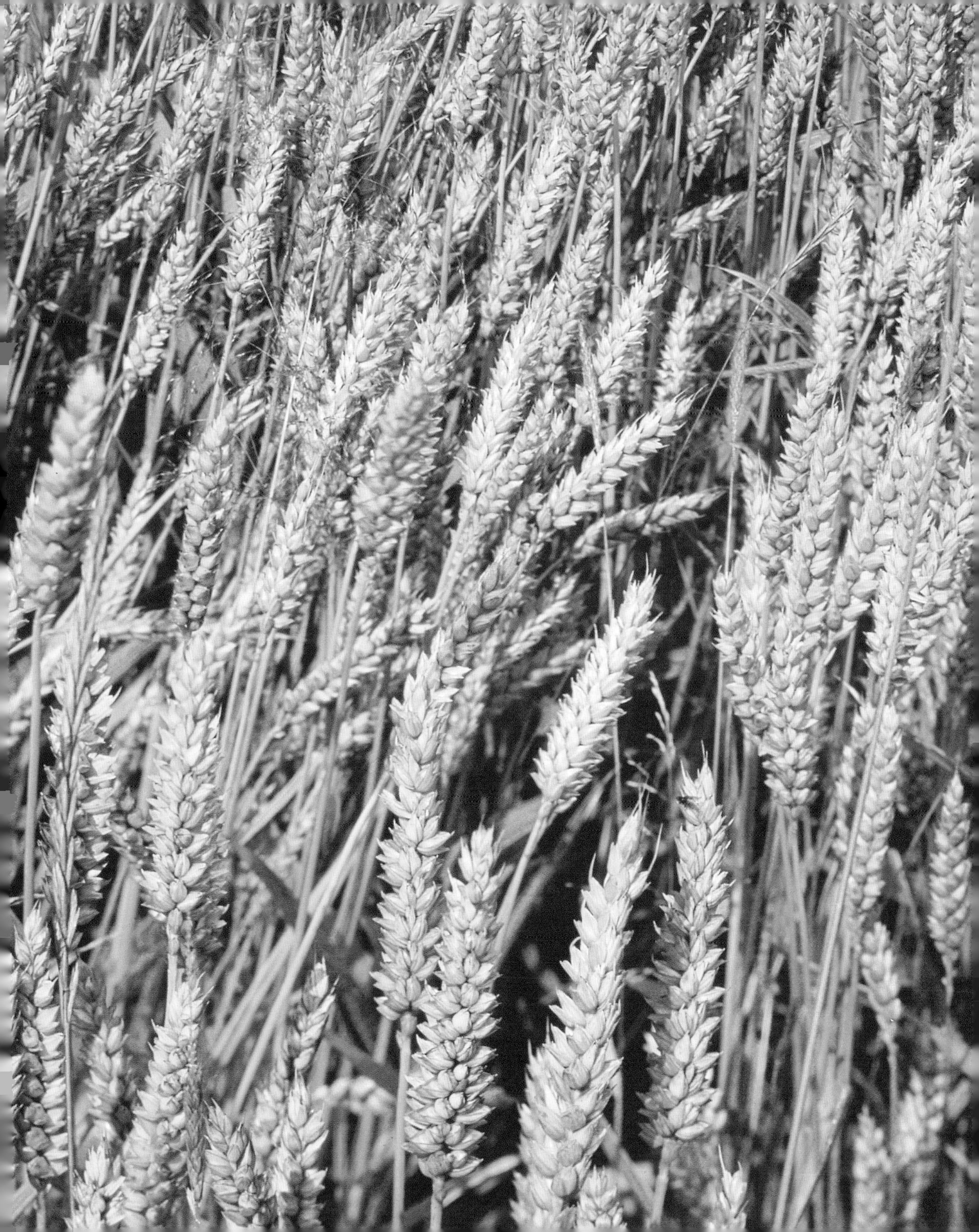

wurde damals mir gegenüber geäußert: »Das liegt alles an unserem Futter, an Grzimeks Wunderfutter«. Nun, ich wurde in das Geheimnis dieses »Wunderfutters« eingeweiht. Es war gekeimtes Getreide!

Auch Sie können sich bei jedem Zoobesuch vergewissern, daß die Nahrung der Tiere immer so natürlich wie möglich gehalten wird. Sie werden dort kaum Industriefertignahrungsprodukte finden. – Warum wohl?

Wie sieht ein Getreidekorn überhaupt aus? Woraus setzt es sich zusammen?

Betrachten wir ein Getreidekorn von außen nach innen, so entdecken wir als erstes die

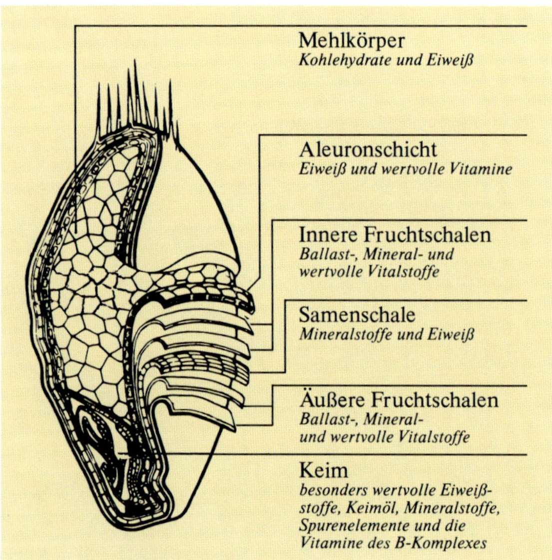

äußere und innere Fruchthaut mit ihren verschiedenen Zellschichten. Diese enthalten primär Eiweiß und Mineralien. Dann kommen die Samenschalen. Der hauptsächliche Ballaststoff, die Kleie, steckt in den Randschichten des Korns. Es folgt der Mehlkörper mit der Aleuronschicht, die sehr viel Eiweiß, Fermente, Mineralstoffe und Vitamine enthält und schon zum Mehlkern gerechnet wird. Ganz innen dann, der qualitativ wichtigste Teil: der Keim mit seinen lebenswichtigen Fettbestandteilen und ungesättigten Fettsäuren.

So ein Getreidekorn ist eine faszinierende, harmonisch ausgewogene Ganzheit... Eines der vollkommenen Lebensmittel unter der Sonne!

Getreidekörner enthalten sehr wenig Wasser. Wir können sie über Wochen, Monate, ja sogar Jahre hin in einem trockenen Raum lagern. Der ruhende Keim erwacht zum Leben, sobald wir ihm Wärme und Feuchtigkeit geben, oder ihn als Saatgut in den Boden tun.

Bei der Zubereitung einer vollwertigen Ernährung können heute die schmackhaftesten Gerichte mit allen uns bekannten Getreidesorten hergestellt werden. Dabei spielen Weizen und Roggen sicherlich die Hauptrolle.

Von der Züchtung her weist Weizen inzwischen die meisten Untersorten auf. Eine Sonderstellung nimmt heute als alte Wei-

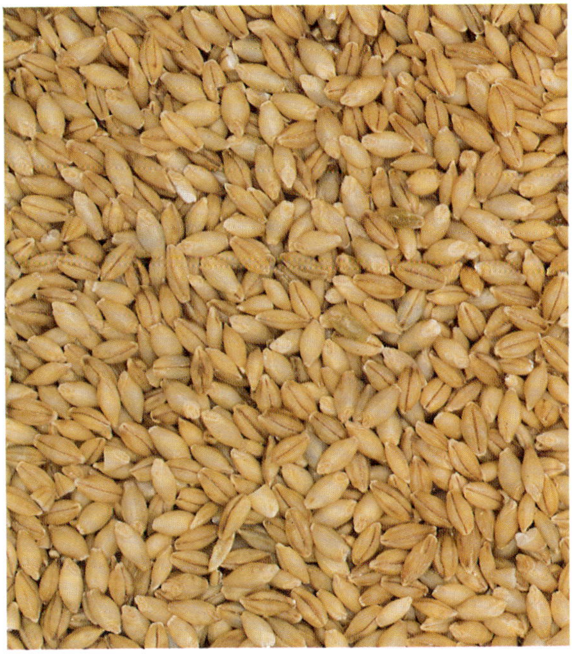

zensorte der Dinkel oder Spelt ein. Wegen einer regen Nachfrage nimmt sein Anbau heute wieder zu. Ein bekanntes Dinkelanbaugebiet ist Oberfranken. Unreif geerntet und dann »gedarrt« wird Dinkel als »Grünkern« angeboten. Gerichte aus Grünkern gehören für viele zu den Delikatessen der Vollwerternährung. Und dies wahrscheinlich wegen ihres pikanten Geschmacks.

Der Roggen wird mit dem Weizen wohl am häufigsten als Brotgetreide verarbeitet. Aber auch in der gesunden Frischkostzubereitung erhalten Salate mit Roggenkörnern einen besonders herzhaften und ansprechenden Geschmack.

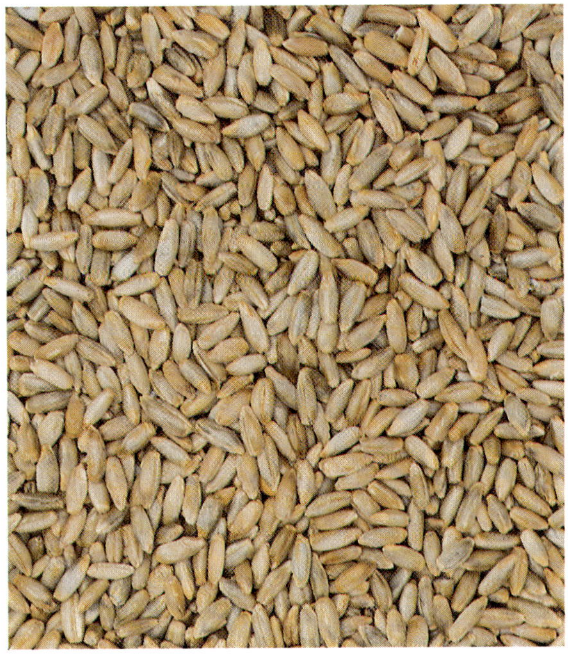

Die Gerste, unser 7000 Jahre altes Getreide, macht es möglich, daß vielerlei originelle Gerichte süß und pikant gelingen. Die Gerste hat einen angenehm milden Geschmack und eignet sich daher sehr als Beilage zu gegarten Gemüsegerichten. Gerste gemischt mit Weizen ergibt einen besonders guten und sehr gesunden Brotteig.

Die Hirse ist etwa ebenso alt wie die Gerste. Auch in Europa bereits zur Steinzeit bekannt, ist sie über Jahrhunderte hin zu einem besonders beliebten Volksnahrungsmittel einiger südlicher Völker geworden. Der Hirsebrei wird vom Volksmund oft als die »Nahrung für die Armen« tituliert. Den Nährwert der Hirse erkennen wir

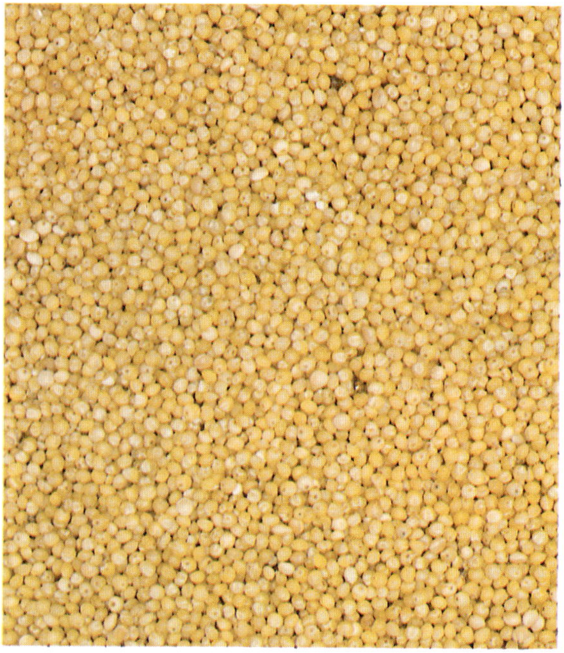

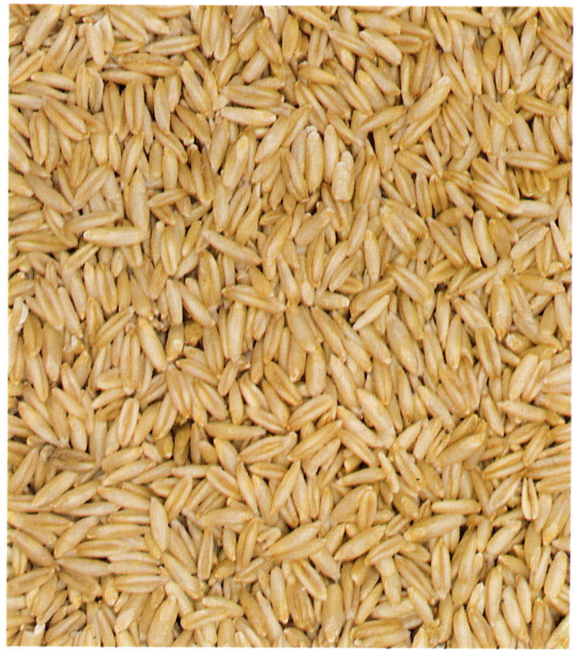

heute aber immer mehr auch für uns. Die Hirse bietet uns vielerlei Zubereitungsarten und ist überdurchschnittlich reich an Mineralien, wie z. B. Kieselsäure.

Der Hafer ist sicherlich als europäisches »Urgetreide« anzusehen. Er war besonders bei Völkern beliebt, die viel Energie verbrauchten, im Altertum z. B. große Heere unterhielten. Geradezu weltberühmt geworden ist aber das aus dem Schottischen stammende »Porridge«, ein Haferbrei, der auch heute in den angelsächsischen Ländern und in Amerika noch ein fester Bestandteil des täglichen Frühstücks ist. Hafer enthält in hohem Maße Fettstoffe und das wertvolle Vitamin B1. In jüngster Zeit wird Hafer in unseren Breiten gern zum morgendlichen Müsli mit Äpfeln, Rosinen, Nüssen, Honig, Milch oder Joghurt verarbeitet. Aber merke: Nur frisch geschroteter Hafer ist vollwertig!

Immer mehr eingebürgert in vielen Zivilisationen hat sich auch der Reis. Der Reis ernährt etwa die Hälfte aller Menschen unserer Erde! Er ist das tägliche Brot Asiens. Eine Schale Reis gilt im fernöstlichen Erdteil als Sinnbild einer ganzen Tagesmahlzeit. Leider aber werden bei uns durch die industrielle Verarbeitung die wichtigsten Bestandteile durch das Schälen (Schleifen) der Randschichten entfernt. In der Vollwerternährung wird grundsätzlich nur un-

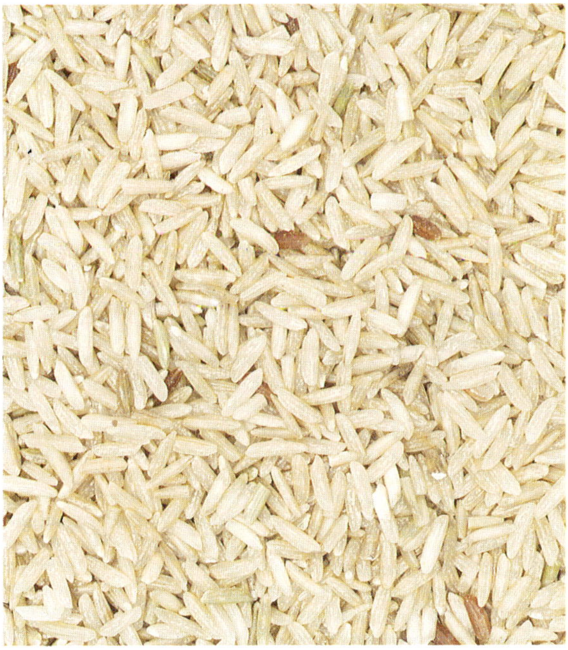

geschälter Reis verwandt. Wir kennen mehrere Sorten von rundkörnigem und langkörnigem Reis, die verschiedene Zubereitungsarten ermöglichen.
Der Reis als Sumpfpflanze kommt ursprünglich aus Indochina, wird in Europa aber auch an der spanischen und französischen Mittelmeerküste angebaut. Die jährliche Welternte an Reis übertrifft die aller anderen Getreidesorten und wird zu über 90% in Asien als Hauptlebensmittel verbraucht.

Der Mais, zuerst in Mexico angebaut und kultiviert, ist die süßeste Getreideart. Im Süden Europas und in weiten Bereichen der USA ist er heutzutage ein Grundnahrungsmittel. Bekannt ist die sogenannte »Polenta«, ein in Italien beliebtes Gericht aus Maismehl.

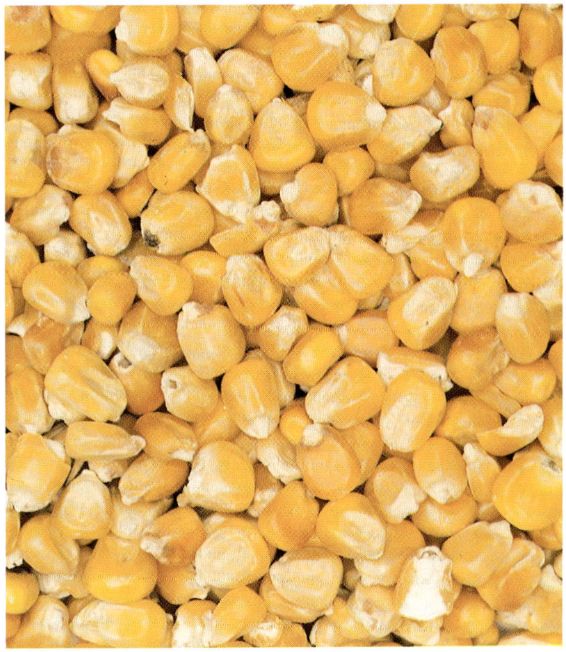

Auch die in den USA so populären »Cornflakes« müssen hier erwähnt werden, zu denen Mais in »veredelter« Form (d. h. in seinem natürlichen Nährwert vermindert) und leider oft nur gezuckert verarbeitet wird. Bei uns ist der Mais leider immer mehr zur Futterpflanze für Nutztiere degradiert worden. Er stellt Ansprüche an Boden und Klima, die bei uns selten gegeben sind, so daß der hier angebaute Mais mit reichlich Chemieeinsatz gezogen wird. Ökologischer Anbau von Mais ist in unserem Lande äußerst selten.

Das Mehl: Seine Typen und Wertigkeit

Das wertvollste Mehl können Sie heute auf den Tisch bringen, wenn Sie das Frischkorn (z. B. Weizen oder Roggen) selbst schroten oder mahlen und dann direkt verarbeiten. (Siehe nachfolgendes Kapitel: »Schroten und Mahlen im Thermomix«.)

Überzeugte Vollwertköstler beziehen ihr Getreide aus Bioläden oder aus Agrarbetrieben mit ökologischem Anbau. Sie schroten und mahlen in der Regel ihr Getreide selbst. Fertigbrote lehnen sie aufgrund der chemischen Konservierungsstoffe (Sorbin- und Propionsäure) entschieden ab.

Den wahren Wert eines im Handel erhältlichen Mehls erkennen Sie an seiner Typenzahl, d. h. an seinem Ausmahlungsgrad. Der Ausmahlungsgrad ist der Gewichtsanteil des Mehles im Verhältnis zum Frischgetreide-Ausgangsgewicht.

Das gängigste Weizenmehl, die Type 405 (Auszugsmehl), enthält ca. 405 Milligramm Vitalstoffe in 100 g Mehl. Je niedriger die Mehltype, desto mehr Wertteile des Getreidekorns werden zur Verarbeitung entfernt. Oder anders betrachtet: je höher die Mehltype, desto mehr wertvolle Schalen- und Keimteile des Korns sind dem Mehl erhalten geblieben.

Aus der nachfolgenden Tabelle ersehen Sie deutlich, daß nur Vollkornmehl alle uns im Getreide bekannten Vitalstoffe enthält.

Das Mehl: Seine Typen und Wertigkeit am Beispiel Weizen und Roggen

Mehlbezeichnung	**Type**	**Ausmahlungsgrad in %**
Weizenvollkornschrot und -mehl	—	100
Weizenmehl	2000	ca. 98
Weizenbackschrot	1700	ca. 95
Weizenmehl	550	64-71
Weizenmehl	405	40-54 !
Roggenvollkornschrot und -mehl	—	100
Roggenbackschrot	1800	91-98
Roggenmehl	1740	91-95
Roggenmehl	610	ca. 60 !

Hierzu zählen besonders:

Vitamin B 1 (Thiamin) zum Abbau der Kohlenhydrate
Vitamin B 2 (Riboflavin) zum Aufbau der Haut, der Sehkraft, der roten Blutfarbstoffe
die Mineralstoffe: Calcium, Eisen, Kalium, Magnesium, Natrium und Phosphor
die Ballaststoffe, die so wichtig sind für eine regelmäßige Darmtätigkeit und Verdauung.

Vor diesem Hintergrund ist gut verständlich, warum das Selberbacken mit Vollkorn sich zunehmender Beliebtheit erfreut. Wer allerdings hier seine ersten »Gehversuche« macht, sollte bedenken, daß frisches Schrotbrot mit Ganzkornverarbeitung leicht Magenbeschwerden und Blähungen hervorrufen kann (bei Mischernährung). Dies kann z. B. der Fall sein, wenn die Körner nicht lange genug vorgequollen wurden und folglich nicht gut und leicht verdaubar sind. Daher sollte auch Vollkornschrotbrot stets besonders langsam und gründlich zerkaut werden.
Fassen wir kurz zusammen! Was also geht verloren? Was fehlt den Auszugsmehlen?

1. Fettlösliche Vitamine
2. Der größte Teil des Vitamin-B-Komplexes
3. Die meisten Mineralstoffe
4. Die meisten Spurenelemente, Enzyme (Fermente), ungesättigte Fettsäuren, Aromastoffe, Eiweiß- und Faserstoffe (Ballaststoffe).

Hierzu noch einige Meßwerte als überzeugendes Beispiel:

	Beim Weißmehl Beim Graumehl (Auszugsmehl) mg je kg	Beim Vollkornmehl mg je kg
Provitamin A	0,0 !!	3,3
Vitamin B 1	0,7	5,1
Vitamin B 2	0,4	1,3
Vitamin B 6	2,2	4,4
Vitamin E	0,0 !!	24
Kalium	1150	4730
Calcium	60	120
Eisen	7	44

Schroten und Mahlen im Thermomix

Der Thermomix ist auch als Getreidemühle verwendbar, wobei folgende Empfehlungen gegeben werden:

Schroten (z. B. für Müsli):	
Getreidemenge für einen Mahlgang	bis 100 g
Zeit für einen Mahlgang je nach gewünschter Grobkörnigkeit	30-60 Sekunden
Einstellung am Gerät	Stufe 3 oder 4

Feines Mehl:	
Getreidemenge für einen Mahlgang	250 g
Zeit für einen Mahlgang	1 Minute
Einstellung am Gerät	Stufe 12

Es bestehen keine Probleme, Getreidearten wie Buchweizen, Gerste, Hafer, Hirse, Reis etc., Leinsamen oder Mohn im Thermomix zu mahlen.

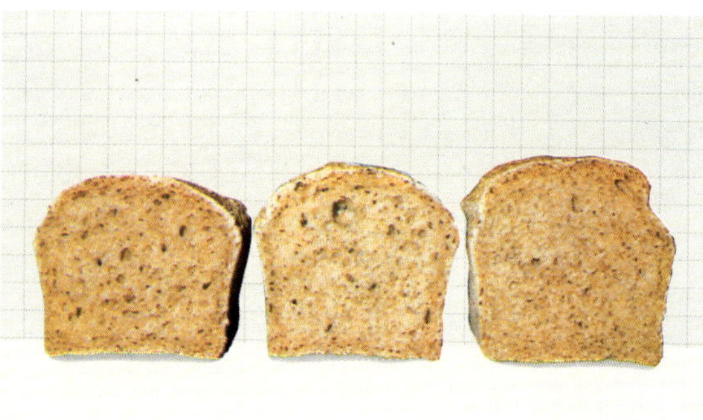

a b c

Beim Getreidemahlen im Thermomix sollten folgende Faktoren berücksichtigt werden:

1. Die oben angegebene Menge (insbesondere bei feinem Mehl) sollte nicht überschritten werden, da sonst nicht für ein gleichmäßig gemahlenes Mehl garantiert werden kann. Die Menge kann jedoch bis auf max. 30 g reduziert werden.
2. Die angegebene Zeit ist einzuhalten. Die Temperatur beim Getreidemahlen sollte 42° C nicht überschreiten, damit das Getreideeiweiß nicht zerstört wird.
3. Für ein Brot mit 500 g Mehl (im Thermomix 2 Mahlgänge à 250 g) wird eine Mehltemperatur von 40-41° C erreicht. Bei 4 Mahlgängen erhöht sich die Temperatur um 1-2° C. Sind mehr als 4 Mahlgänge hintereinander erforderlich, so hilft es, wenn Sie den Mixtopf mit kaltem Wasser zwischendurch ausspülen.

Das einem externen Laborbericht entnommene Foto links zeigt am Backvergleich eines Weizenbrotes (Hefeteig), daß der Thermomix auch als Getreidemühle im Vergleich hier mit einem großen, kräftigen Kegelmahlwerk des führenden deutschen Spezialanbieters (Elektr. Getreidemühlen) sehr gut »seinen Mann« steht:

a: Thermomix, 2 x 250 g Weizen selbst gemahlen
b: Großes Kegelmahlwerk, 500 g Weizen selbst gemahlen
c: Mehl aus dem Handel, 500 g Weizen

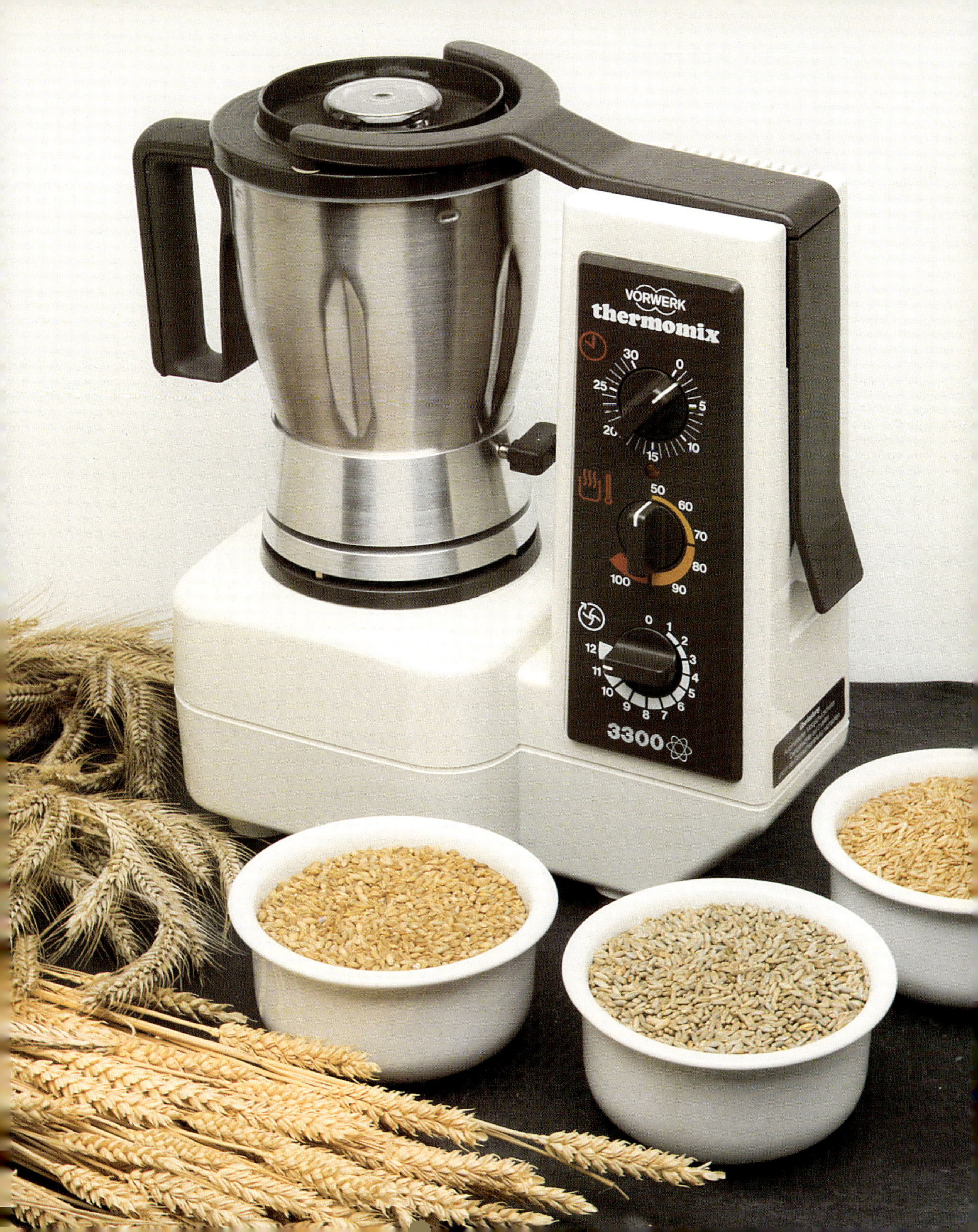
VORWERK
thermomix
3300

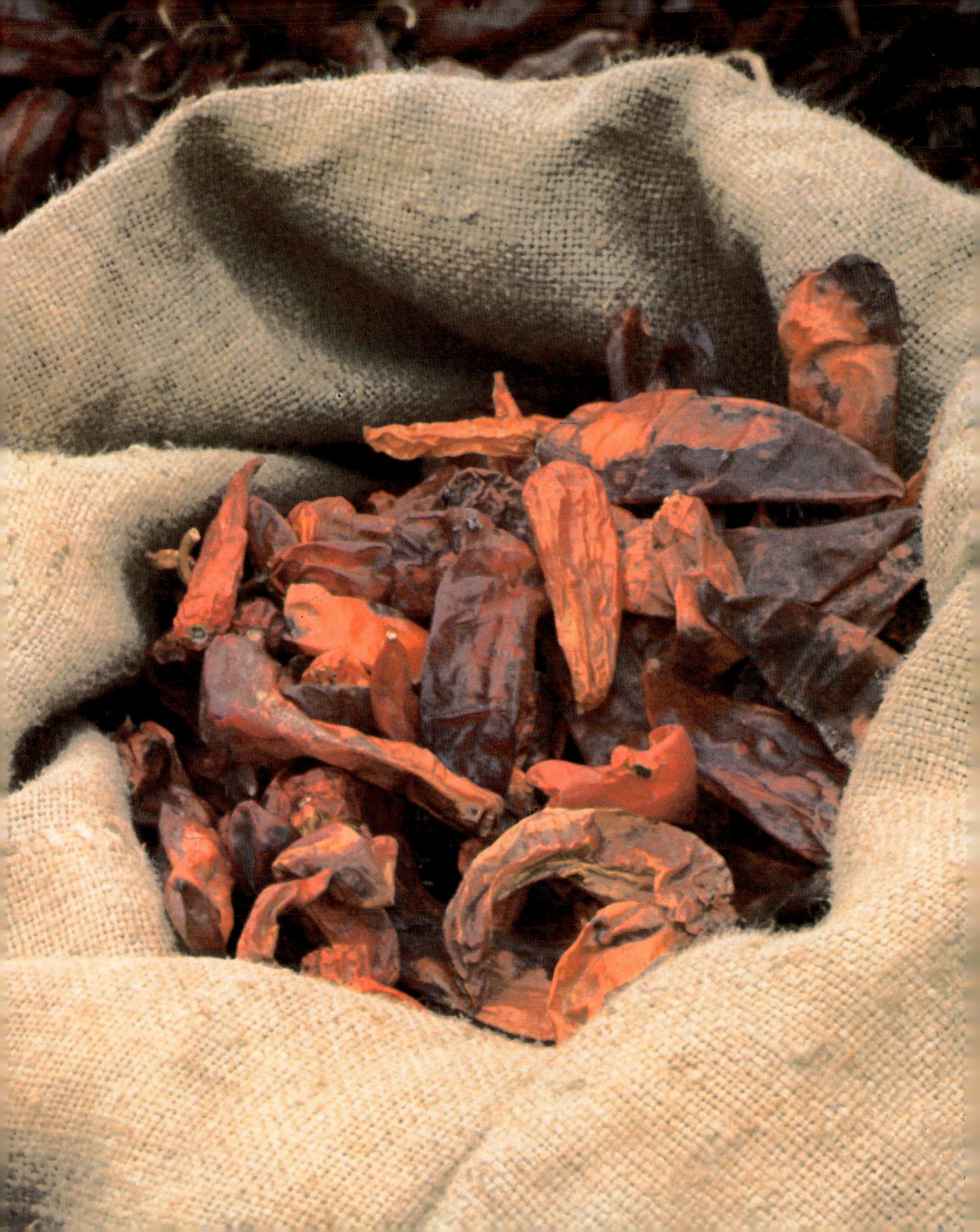

Kräuter und Gewürze

Erst der richtige Umgang mit Kräutern und Gewürzen ermöglicht eine geschmacklich optimale und individuelle Speisenzubereitung. Und hier macht die Thermomix-Küche keine Ausnahme: Die richtige Auswahl und die richtige Dosis der Würzmischung ist auch hier entscheidend.

Jeder gute Koch hält sich strikt an die Regel: Lieber mehrmals nachwürzen, als durch zu viel Gewürz den Eigengeschmack der Speisen zu überdecken. Und wie bei der Thermomix-Frischküche generell, so heißt es auch bei den Kräutern und Gewürzen: je frischer, desto besser!
Deshalb: Je mehr gartenfrische Kräuter Sie verwenden, umso geschmackvoller und gesünder wird Ihre Kost.

Selbst bei der Frischkorn-Teigzubereitung (Brote, Brötchen, pikantes Backwerk) haben sowohl die Kräuter als auch die Gewürze ihre ganz bestimmte Funktion und Bedeutung. Die klassischen Brotgewürze, in welcher Zusammensetzung auch immer, sind Anis, Fenchel, Koriander und Kümmel. Und für die mehr »süße« Backerei nimmt man gern Anis, Ingwer, Kardamom, Muskatblüte, Nelken, Vanille und Zimt.

Aber auch frische Kräuter und Zwiebeln verfeinern den Geschmack von Brot und Brötchen. Pikant gewürzte Backwaren schmecken am besten nur mit Butter.

Auf jeglichen Brotbelag kann man hierbei leicht verzichten und spart obendrein Geld und Kalorien.

Und hier nun ein paar Würzempfehlungen für die bei uns bekanntesten Kräuter und Gewürze, denn für viele Hausfrauen ist immer noch eine der wichtigsten Fragen: WAS nehme ich wann und WOZU?

Was an Kräutern?	Und Wozu?
Angelika	Salate, auch Obstsalate, Suppen und Soßen
Basilikum	Das A und O der italienischen Küche: Geflügel, Nudeln, Pesto, Tomatensoße Bei uns: Forelle, Gemüsesuppe, Kräutersoßen, Fleisch- und Tomatenspeisen
Beifuß	Geflügel (Ente, Gans), Kohlgerichte
Beinwell	Sehr gut mit Brennesseln als Gemüse, zu Suppen
Bohnenkraut	Bohnen- und Eintopfgerichte, Gurken und Salat, Rinder- und Hammelbraten

Was an Kräutern?	Und Wozu?
Borretsch (oder Gurkenkraut)	Kochfischgerichte, Kräutersoßen, Gurken- und Tomatensalat, Soßen
Dill	Ein Kraut, das nichts anderes neben sich duldet: Helle Fisch- und Krabbengerichte, Geflügel, Gurken, grüner Salat, Lachs, Tomaten, Kochkartoffeln
Estragon	Gekochter Fisch, Leber, Mayonnaise, Ragout, Salat, Soßen, Tomatensalat, Getreidesuppen
Fenchel	Als Gemüse und als Salat, in Backwaren
Kerbel	Cremesoßen, Suppen, Fisch-, Kalb- und Lammgerichte, Kräuterbutter, Huhn, Salate, Getreidesalat, Kartoffelsalat
Knoblauch	Für Liebhaber von Knoblauch zu fast allen Speisen
Kresse	Ei- und Fischspeisen, selbst als Thermomix-Kressesuppe oder Thermomix-Kressesalat
Liebstöckel	Brühe, Eintöpfe, Schmorbraten, Salate, Getreidesuppen
Majoran	Braten, Geflügel, Hackfleisch, Kartoffeln, Leber, Suppen, Tomatensoße, Wildgerichte, Getreidegerichte
Oregano	Das in Italien wildwachsende Oregano wird dort besonders für Fleischgerichte, Grilladen, Pizza und Tomatengerichte benutzt
Petersilie	Petersilie ist des Deutschen Lieblingskraut: Eintopf-, Fisch- und Fleischgerichte, Gemüse, Salate und Suppen
Pimpinelle	Wie Petersilie
Portulak	Als Gemüse, als Salat, zu Suppen
Rosmarin	Fleischgerichte, Grilladen, Wild, Pizza und zu italienischen Gerichten, Getreidesuppen
Salbei	Hackfleisch und -braten, Lamm, Leber, Pizza und Quiche
Sauerampfer	Marinaden, zu Suppen und Soßen, Salate, Grüne Soße
Schnittlauch	Fisch- und Fleischgerichte, Gemüse, Quarkspeisen, Rührei, Salate, Suppen

Was an Kräutern?	Und Wozu?
Sellerie	Eintöpfe, als Rohkost und zu Suppen
Thymian	Ei- und Fischspeisen, Kräuterbutter, Soßen, Suppen, Tomaten, für italienische Gerichte, Getreidegerichte
Ysop	Mayonnaise (bitter-herb), zu Soßen und Suppen
Zitronenmelisse	Blattsalate, Getränke, zu Marinaden, Tomaten, ganz fein zur Thermomix-Möhrenrohkost, Kräuter-Sahne-Soßen

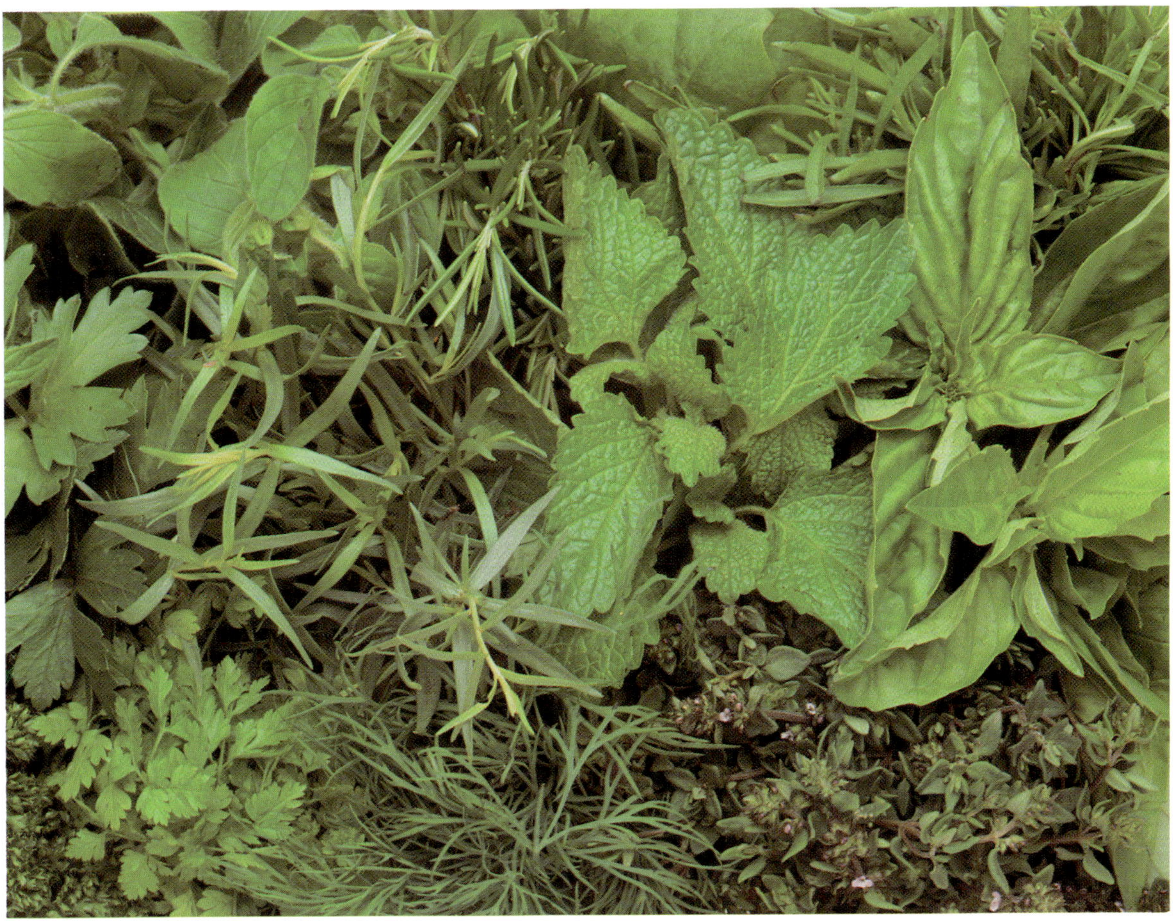

Was an Gewürz?	Und Wozu?
Anis	Geflügelfüllung, Kekse, Desserts
Cayennepfeffer	Eispeisen, Fleisch- und Reisgerichte
Curry	Fleisch, Geflügel, Ketchup, Reis, Soßen
Ingwer	Bohnen, Fleisch, Geflügel, Gurken, Reis, Salate, Kompotte
Kardamom	Gebäck, Pastete
Koriander	Fleisch- und Fischgerichte, Kartoffeln, Rotkohl, Backwaren
Kümmel	Bratkartoffeln, Brotwaren, Käse, Kohl, Fleisch
Lorbeer	Marinaden, Fisch, Sauerkraut, Sauerbraten, Getreidesuppen
Muskat	Blumenkohl, Brühen, Kartoffelpüree, Spinat, Suppen
Nelken	Glühwein, Marinaden, Punsch, Rotkohl, Backwaren
Paprika	Braten, Fleisch-, Fischgerichte, Soßen, Salate, Getreidegerichte
Pfeffer	Es gibt grünen, rosa, schwarzen und weißen Pfeffer. Anwendbar bei fast allen pikant-scharf gewürzten Fisch- und Fleischgerichten, Suppen, Soßen, Salate, Getreidegerichte
Piment	Fleisch, Kohl, Marinaden
Safran	Gebäckwaren, Paella
Vanille	Gebäck, süße Soßen, Teiggerichte, Desserts
Wacholder	Fleisch, besonders Wild, Marinaden, Sauerkraut, Suppen, Soßen
Zimt	Desserts, Gebäck, Glühwein und Punsch, Obst, Grieß- und Reisgerichte

Würzen in der Vollwerternährung

Grundsätzlich wird in einer vollwertigen Ernährung kein normales Kochsalz verwendet, sondern die Speisen werden mit (natriumarmem) Meersalz zubereitet. Bevorzugt gewürzt wird aber mit einem aromatischen, milden Kräutersalz, dessen Hauptbestandteile getrocknete Kräuter sind.

Ein von der Natur geschenktes, vielfältiges Angebot an Kräutern ist die Hauptwürze jeder Vollwerternährung. Übrigens, frische Kräuter lassen sich auch sehr gut (fast das ganze Jahr über) auf der Fensterbank ziehen.

Mit den sonst üblichen Gewürzen wie Pfeffer, Paprika, Curry-Mischung sind wir lieber etwas sparsam. Sie können nämlich schnell zu einem Einheitsgeschmack führen.
Für viele Rezepte verwenden wir vegetarische Gemüsebrühe oder gekörnte Brühe auf vegetarischer Basis. Vollkornnudeln, Vollkornreis oder Getreide schmecken z. B. besser, wenn dem Koch- bzw. Quellwasser so ein Löffelchen dieser Brühe zugesetzt wird.

Kräutersalz, Vollmeersalz und vegetarische Brühe bekommen Sie im Reformhaus und in jedem Bio- oder Naturkostladen.

Zum Süßen verwenden wir gern süßes Obst oder Trockenfrüchte oder geben auch sparsam Honig zu. Süßstoff wird vermieden, Zucker ist ganz tabu. Wenn eine Nachspeise mit Honig gesüßt wird, so gebe ich diesen erst dazu, wenn das Dessert sich bereits beim Abkühlen befindet. Damit schone ich die Fermente im Honig.

Gemüse wird in Brühe nur gegart, niemals zerkocht! Und Getreide läßt man quellen, d. h. mit der angegebenen Flüssigkeitsmenge im Gareinsatz aufkochen und dann im Mixtopf mit geschlossenem Deckel ausquellen lassen.

Heute gibt es sogar wieder wie zu Großmutters Zeiten Kochkisten, in denen Getreide (Reis, Hirse, etc.) wunderbar ausquellen kann, während wir Besorgungen machen. Für den Vollwertköstler erspart der Thermomix im Hause aber sogar Großmutters berühmte alte Kochkiste!

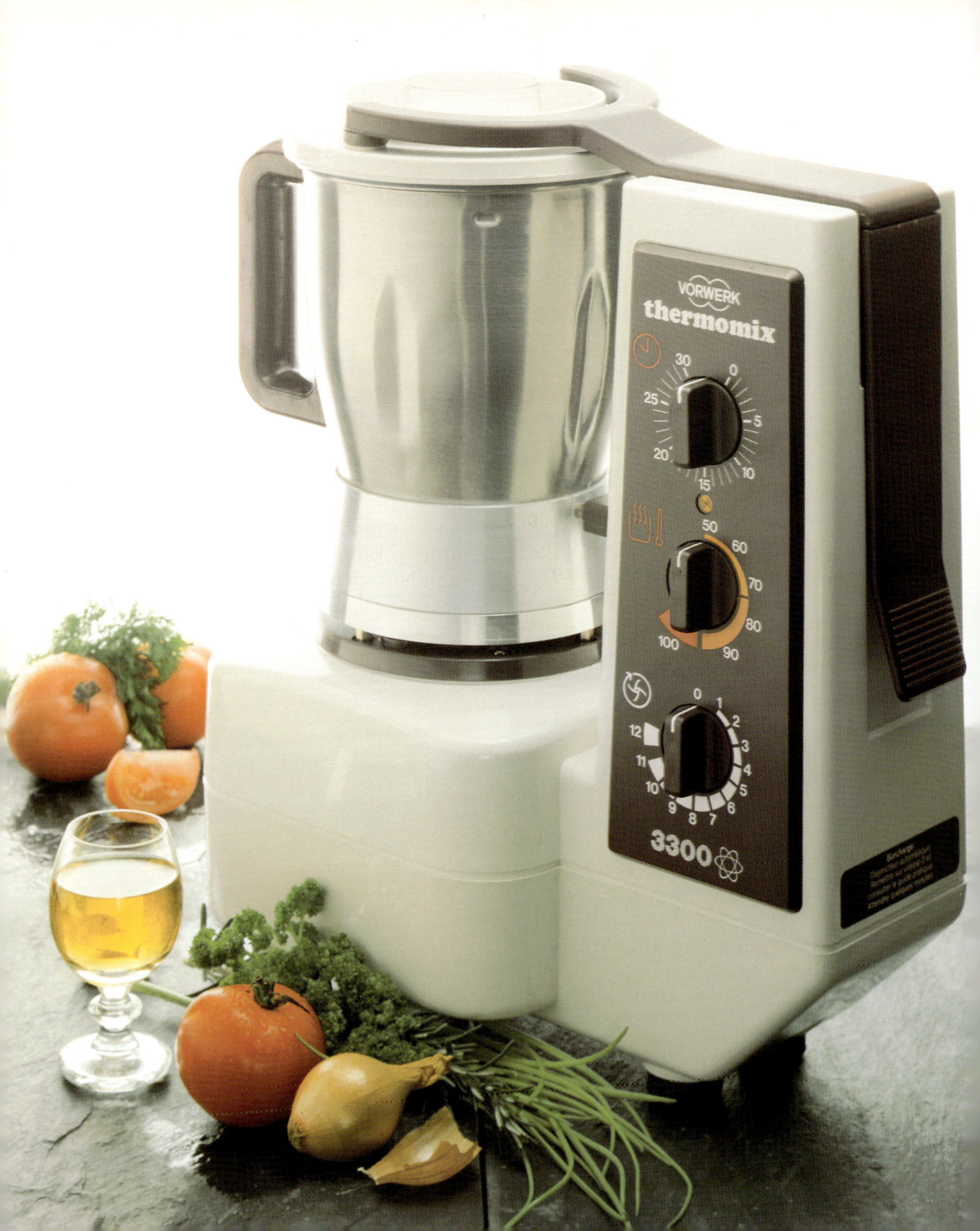
VORWERK
thermomix
30
0
25
5
20
10
15
50
60
70
80
90
100
0
1
2
3
4
5
6
7
8
9
10
11
12
3300

Die Vollwertkost

Rezeptempfehlungen zur Vollwertküche

Die meisten der rund 350 im Thermomix-Kochbuch aufgeführten Rezepte können entsprechend den Empfehlungen im Kapitel »Von der Normalkost zur Vollwertküche« vollwertig angeglichen und aufgewertet werden. Mit dem Thermomix im Hause sind der individuellen Speisenzubereitung und der Kreativität in der Küche keinerlei Grenzen gesetzt.

Die nachfolgend als Beispiele zur Vollwerternährung gegebenen Rezeptempfehlungen stammen von Gesundheitsberaterinnen, Vollwert-Köstlern und Thermomix-Kunden. Die darin aufgeführten Zubereitungszeiten kommen also aus der täglichen Hausfrauenpraxis und sind in der Thermomix-Versuchsküche nachvollzogen bzw. überprüft worden.

Kreativität wird in der Vollwertküche besonders groß geschrieben. Deshalb haben Sie bitte Mut zum Experiment: Nehmen Sie z. B. eine Rezeptempfehlung und wandeln Sie sie Ihren Vorstellungen und Ihrem Geschmack entsprechend ab. Zu jedem Rezeptbeispiel sind köstliche Varianten denkbar.

Und vergessen Sie nie: Das Auge ißt mit. Eine mit Sorgfalt und Liebe zubereitete Vollwertkost sollte auch optimal »präsentiert«, d. h. auf den Tisch gebracht werden. Verzieren Sie die Speisen mit der Schönheit der Natur, garnieren Sie mit etwas Frischgemüse, Frischobst, Frischkräutern oder mit Trockenfrüchten.

Die Vollwertkost. Wie wird sie praktiziert? Wie setzt sie sich zusammen?

In der Vollwertkost gibt es eigentlich keine Verbote. Es gibt nur einige grundsätzliche Regeln, die man beachten sollte.

Verwenden Sie:

1. Frisch gemahlenes Getreide in Form eines schmackhaften Frischkornbreis oder gekeimtes Getreide angereichert mit Nüssen und Obst.
2. Vollkornprodukte wie Vollkornbrot, Vollkornkuchen und -backwaren, Vollkornnudeln, Vollkornreis, etc.
3. Täglich Frischkost aus rohem Gemüse und frischem Obst. Ideal im Thermomix in Sekundenschnelle angerichtet.
4. Natürliche Fette wie Butter, Sahne und kaltgepreßte, unraffinierte Öle.

Vermeiden Sie:

1. Jegliche Fabrikzuckerarten.
2. Auszugsmehle und daraus hergestellte Produkte (alles aus handelsüblichen Weißmehlen).
3. Industriefette wie Margarine, spezielle Bratfette und raffinierte Öle.

Mit Säften und gekochtem Obst sollten Sie sparsam umgehen. Dieses gilt vor allen Dingen für die Umstellungszeit, insbesondere aber für Leber-, Galle-, Magen- und Darmerkrankungen. In der langjährigen Praxiserfahrung von Dr. med. Bruker hat es sich immer wieder gezeigt, daß Säfte und gekochtes Obst für manche Menschen die Vollwerternährung unverträglich machen können.

Alles, was hier nicht besonders erwähnt ist, ist erlaubt, sollte aber auch bei Verträglichkeit stets in Maßen konsumiert werden. Dies gilt besonders für die sogenannten »Genußgifte«, die leicht süchtig machen können. Hierzu zählen z. B. der Kaffee und der Alkohol.

Der Fleischverzehr sollte aus den Ihnen inzwischen bekannten Gründen sehr eingeschränkt werden; siehe hierzu Kapitel »Eiweiß«.

Im Ernährungsbericht der Bundesregierung (1984) wird die fleischlose d. h. vegetarische Ernährung als ernährungsphysiologisch vollwertig anerkannt.

Wenn Sie die Kapitel dieses Buches bis hierher aufmerksam gelesen haben und die wichtigsten Fakten und Empfehlungen einmal isoliert betrachten, so werden Sie bestimmt meiner Meinung sein, und dies alles nicht nur als puren Ernährungsfanatismus ansehen. Im übrigen, es ist nicht nötig, alle Empfehlungen sofort von heute auf morgen zu befolgen. Aber es ist sehr wichtig und würde mich echt freuen, wenn Sie die Zusammenhänge einer gesunden, vollwertigen Ernährung jetzt besser verstehen und dann möglichst auch mit etwas System diese Richtung zum persönlichen Wohlbefinden verfolgen.

Im Rezeptteil dieses Buches werden Sie genügend Auswahl für einen Wochenfahrplan oder einen »Einstiegsplan« finden. Mit recht schmackhaften Gerichten, die mit Hilfe des Thermomix einfach, schnell und sogar preiswert herzustellen sind.

Vorweg möchte ich Ihnen aber etwas Grundsätzliches für den gesunden Tagesablauf mit auf Ihren möglicherweise »neuen Weg« geben. Und dies aus der Praxis und direkt so, wie ich es selbst handhabe:

An erster Stelle, von dem was ich täglich esse, steht der Frischkornbrei, das Müsli. Rohes Getreide (am besten beginnen Sie wegen des milden Geschmacks mit Weizen oder Hafer) wird in einer Getreidemühle in wenigen Minuten oder im Thermomix in 10-15 Sekunden grob geschrotet und dann 5-10 Stunden (oder über Nacht) in Wasser eingeweicht. Diesen Frischkornbrei, verfeinert mit frischem Obst, Nüssen, Trockenfrüchten, Sahne etc., esse ich besonders gern morgens zum Frühstück. 3-4 EL Getreide sollte die Portionsgröße in etwa sein. Nach dem Frischkornbrei, den man auch zur Abwechslung mit gekeimtem Getreide

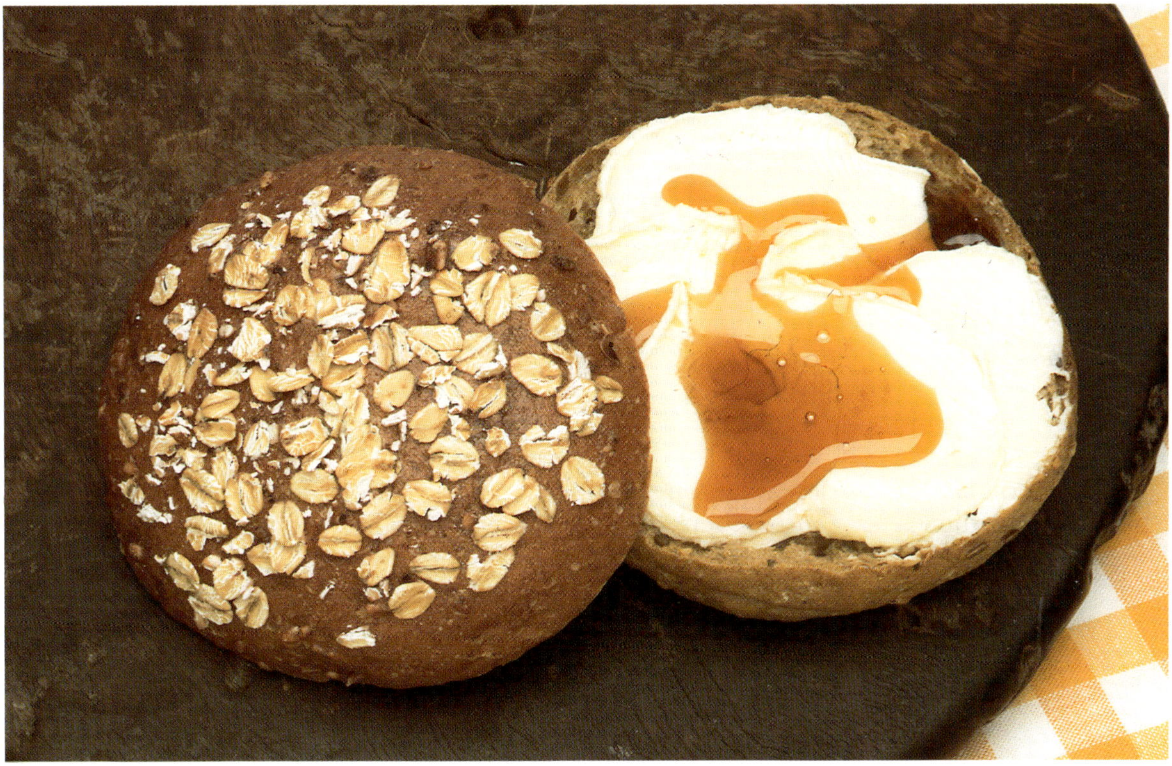

bereichern kann, esse ich gern noch eine Scheibe Vollkornbrot oder ein Vollkornbrötchen mit Butter und Honig oder mit einem anderen im Thermomix selbst gemachten süßen oder pikanten Aufstrich.

Als Getränk hierzu nehme ich im Wechsel verschiedene Teesorten oder Getreidekaffee und gelegentlich auch reinen Bohnenkaffee.

Dieses Frühstück hat einen langanhaltenden Sättigungseffekt. Wegen meiner vielen beruflichen Reisen muß ich häufig auf ein Mittagessen verzichten, was mir aber auch nicht schwer fällt. Ein Apfel, etwas rohes Gemüse, ein paar Nüsse helfen stets bei Hungergefühl die Zeit bis zur nächsten Mahlzeit gut zu überbrücken. Umso mehr freue ich mich dann auf die Abendmahlzeit!

Bei normalem Tagesablauf aber gibt es bei mir mittags zuerst eine Thermomix-Frischkost aus rohem Gemüse. Zwei Drittel unserer Nahrung sollten aus rohem Gemüse oder frischen Salaten oder sonst zu einem Drittel aus frischem Obst bestehen.

Ganz streng nach Dr. Bruker gesehen, sollten Sie idealerweise täglich einen Gemüsesalat zu sich nehmen, der aus zwei Gemüsesorten, die über der Erde, und aus zwei Gemüsearten, die unter der Erde wachsen, besteht. Dies hört sich im ersten Moment sehr aufwendig an, ist aber eine Kleinigkeit mit dem Vorwerk-Thermomix.

Milchsaures, vergärtes Gemüse (z. B. Sauerkraut) gehört auch zur Frischkost und sollte wegen seines Reichtums an Vital- und Wirkstoffen so oft wie möglich auf Ihrem Speisezettel stehen.

Frischkost, Salate, Gemüserohkost müssen unbedingt vor der warmen Mahlzeit gegessen werden! Sie regen u. a. durch längeres Kauen und damit ausgiebiges Einspeicheln schon die Verdauungstätigkeit an. Verhindert wird dadurch die sogenannte »Nahrungsleucozytose«: denn weiße Blutkörperchen vermehren sich nach der Speisenaufnahme von erhitzter Nahrung (unser Körper reagiert beim Verzehr von »Erhitztem« wie auf das Eindringen von Krankheitserregern) und wir spüren den Ermüdungszustand nach dem Essen. Diese Müdigkeit können wir somit selbst lindern.

Salate bereite ich stets mit Sahne, mit kaltgepreßten, unraffinierten Ölen, oder mit Joghurt, Obstessig, Zitrone und mit vielerlei Kräutern sehr schmackhaft zu. (Siehe hierzu auch Thermomix-Kochbuch).

Nach meiner Frischkost-Vorspeise gibt es ein pikantes Getreidegericht mit gegartem Gemüse (Gareinsatz) oder mit Käse überbacken oder beides. Oder aber ein leckeres Kartoffelgericht.
Kartoffeln werden bei mir mit Schale als Pellkartoffeln in wenig Wasser gegart und dann, wenn erwünscht, weiterverarbeitet. Möglichst sollten Sie das Kartoffelwasser auch weiterverwenden, z. B. für Suppen etc. Die Kartoffel enthält außer Kohlenhydraten und Wasser auch Eiweiß, Vitamin C, Ballaststoffe und viele Mineralien, besonders Kalium. Sie ist keineswegs der gefürchtete Dickmacher.

Am Nachmittag gibt es bei mir Frischfruchtmarmelade mit Vollkornbrot (selbst hergestellt) oder Tee mit Vollkornkeks. Hin und wieder auch ein Stück Vollkornkuchen oder Vollkornwaffeln (siehe Rezeptteil).

Meine Abendmahlzeit beginnt wieder mit frischem Salat oder Gemüse oder Obst. Danach gibt es meistens Vollkornbrot mit verschiedenen Aufstrichen oder einen warmen Imbiß wie z. B. Vollkornpizza oder eine Getreidesuppe mit Gemüse (für beides siehe Rezeptteil).

Wird in meinem Haus ein Nachtisch gewünscht, so gibt es viele Schleckereien aus Obst oder diversen Getreidesorten, aromatisch gewürzt und mit Honig gesüßt. Auch hierbei ist mein Thermomix eine echte Hilfe.

Keime und Sprossen

Sie sind eine gesundheitsspendende und köstlich schmeckende Zugabe zur Vollwertkost. Mit ihnen können wir unseren täglichen Speisezettel mit den so wichtigen Vitalstoffen anreichern, auch zu einer Jahreszeit, in der es weniger Frischgemüse und Frischobst gibt. Es eignen sich hierzu biologisch erzeugte Getreidesorten wie Hafer, Weizen, Gerste, Roggen etc.

Aber auch Samen wie Leinsamen, Luzerne, Kresse, Senf, Sesam usw. Und es eignen sich eiweißhaltige Hülsenfrüchte, diverse Bohnenarten wie die Mungo-Bohne, die Soja-Bohne, die Kichererbsen etc.
Es gibt inzwischen im Handel auch preiswerte Keimapparate oder Keimsproßsets (besonders empfehlenswert aus Ton), die leicht zu handhaben sind. Sie können es aber auch einfacher haben und mit einem ganz simplen Einweckglas beginnen.

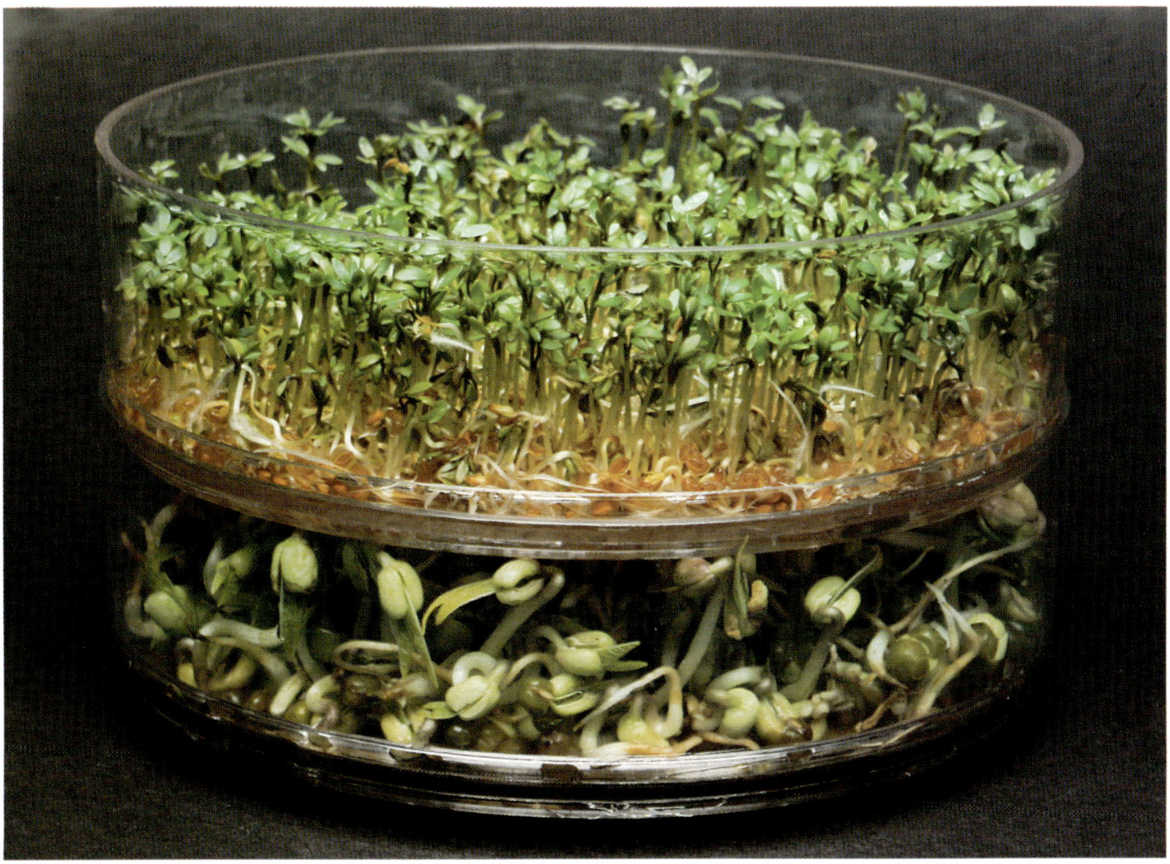

Die diversen Getreidearten und Samensorten haben natürlich auch eine unterschiedliche Keimdauer; das alles aber ist sehr schnell erlernbar. Falls Sie an der Speisenzubereitung mit Keimen und Sprossen Interesse haben, sollten Sie sich ein kleines Fachbüchlein hierüber kaufen, z. B. R. Nöcker »Sprossen und Keime« und »Der Garten im Zimmer« oder von F. und H. Jantzen »Keime, Sprossen, Küchenkräuter«.

Die Handhabung möchte ich Ihnen aber generell an einem Beispiel (Weizen) erklären: Sie füllen eine Handvoll Weizen in ein Einmachglas, bedecken das ganze für kurze Zeit mit Wasser. Dann wird das Wasser wieder abgegossen und zwar so weit, daß nur die am Weizen haftende Feuchtigkeit übrig bleibt. Darauf wird das Glas mit Gaze und einem Gummiring verschlossen. Zweimal täglich wird dann der Weizen mit fließendem Wasser in einem Sieb abgespült und gut feucht wieder in das Einweckglas zurückgegeben. Diese »Wechselbäder« sollten bei normaler Zimmertemperatur erfolgen. Beim Weizen sind bereits nach 2 Tagen die ersten kleinen, grünen Keimlinge sichtbar. Dies ist für Sie übrigens auch eine sehr gute Qualitätskontrolle und ein Beweis für die Lebendigkeit des Getreides.

Sie können diese Keimlinge über den Frischkornbrei streuen oder über frische Salate. Eine Thermomix-Rohkost mit selbstgezogenen Keimlingen ist nicht nur für Vollwertköstler eine Delikatesse, sondern würde sicherlich auch Ihre Gäste erfreuen und das Gesprächsthema des Abends sein. Keimlinge schmecken übrigens auch zum süßen Nachtisch ganz vorzüglich. Vielleicht sollten Sie es einmal probieren. Wie bei allen Speisezubereitungen mit dem Thermomix sind Ihrer Kreativität natürlich auch hier keinerlei Grenzen gesetzt. Freude und Spaß macht das Heranziehen von Keimlingen und Sprossen obendrein auch. Sollte Ihnen aber die ganze Vorbereitung zu umständlich und mühevoll erscheinen, so wäre das möglicherweise eine interessante Aufgabe für Ihre Kinder; und lehrreich auch noch. –

Von der Normalkost zur Vollwertküche

Wie können wir normale Rezepte vollwertig angleichen?

1. Rohkost: z. B. Möhren- oder Sellerierohkost, Weißkohlsalat, usw. wird ganz leicht auf Vollwertkost umgestellt, indem wir statt der handelsüblichen Öle kaltgepreßtes, unraffiniertes Öl verwenden, statt üblichen Kochsalzes Meersalz oder Kräutersalz, bei Essigangabe Obstessig verwenden und statt z. B. einer Prise Zucker eine Löffelspitze Honig zugeben.
2. Wo übliches Mehl angegeben ist, nehmen wir feingemahlenes Vollkornmehl aus Weizen. (Kann im Thermomix schnell und bequem selbst hergestellt werden.) Auch Paniermehl stellen wir zukünftig selbst her und sammeln hierzu trockenes Vollkornbrot oder trockene Vollkornbrötchen. Im Thermomix zerkleinern wir das in nur wenigen Sekunden auf Stufe 7.
   Haben wir kein trockenes Vollkornbrot, so nehmen wir stattdessen grob geschrotetes Getreide; damit streuen wir auch bei Backwerk die Kuchenformen aus.
3. Da Milchprodukte wegen des hohen Eiweißgehalts in der Vollwertküche nur sparsam verwandt werden sollen, nehme ich gerne süßen oder sauren Rahm.
4. Statt Grieß nehmen wir grob geschrotetes Getreide (Gerste oder Weizen).
5. Wenn Margarine angegeben ist, diese grundsätzlich durch Butter ersetzen.
6. Bei Backpulver wird kein synthetisches genommen, sondern Weinstein-Backpulver (Reformhaus) oder Backhefe.
7. Bei Suppen verwenden wir als Grundsubstanz eine selbstgemachte vegetarische Gemüsebrühe (gibt es auch fertig zu kaufen) oder gekörnte vegetarische Brühe (Naturkostladen).
8. Statt Schmelzkäse verwenden wir geriebenen harten Käse (ganz leicht im Thermomix auf Stufe 6 zu zerkleinern).
9. Bei Nachtisch/Backwaren immer nur Vanillestangen ausgeschabt verwenden oder Vanillepulver, aber kein Vanillezucker.
10. Statt mit Puddingpulver dicken wir die Milch mit feinem Weizenvollkornmehl und wenn es klar sein muß, mit Biobin oder Agar-Agar (Reformhaus) an und geben dann Vanillepulver oder Vanillestangen zu.
11. Bei Nudelzugabe in Rezepten immer Vollkornnudeln verwenden.
12. Bei Zusatz von Speisestärke feines Vollkornmehl oder Biobin oder Agar-Agar bevorzugen.
13. Bei Pilzen möglichst immer frische Pilze verwenden. Frische Pilze über Salate gestreut sind eine wahre Köstlichkeit.

14. Falls Blätterteig erwünscht ist, läßt sich dieser sehr gut aus Weizenvollkornmehl herstellen, auch auf Vorrat einfrieren.
15. Beim Süßen statt Zucker Trockenobst oder Honig verwenden, oder ggf. Süßstoff. (Ca. 1½ EL Honig entsprechen 100 g Zucker.)
16. Konfitüren/Marmeladen sollten wir als Rohfruchtmarmelade reichen. Dazu wird ein Teil Früchte mit ⅛ Teil Wasser (oder reiner Fruchtanteil bei viel Saft) in den Thermomix gefüllt, je nach Fruchtart etwas Honig dazugeben, oder etwas Biobin oder anderes pflanzliches Dickungsmittel aus dem Naturkostladen. Alles bei Stufe 3 nur 10 Sekunden vermischen, in Gläser füllen und für einige Tage im Kühlschrank aufbewahren. Dieses Rezept ergibt einen vollwertigen Brotaufstrich, eignet sich aber auch gut als Beilage zum süßen Nachtisch.
17. Nicht mehr ganz vollwertig, aber immerhin ohne Zucker und einige Wochen haltbar ist folgende Variante: Früchte wie oben mit Wasser und Honig und dann Agar-Agar im Mixtopf auf Stufe 3, 8 Minuten auf unterster Heizstufe verarbeiten. Dann in Gläser füllen und kühl aufbewahren.

Aus den wenigen Beispielen erkennen Sie bereits, wie leicht es ist, auch die herkömmlichen Rezepte aus dem Thermomix-Kochbuch auf eine vollwertige Speisenzubereitung umzustellen, indem Sie lediglich gewisse Zutaten im Originalrezept durch andere, gesündere ersetzen.
Ihrer Kreativität mit dem Thermomix sind hierbei keine Grenzen gesetzt. Je vielseitiger Sie Ihre Speisen zubereiten, je einfallsreicher, kreativer und experimentierfreudiger Sie als Meisterkoch sind, umso mehr werden Sie von Ihrem Thermomix begeistert sein.

Die Hauptangebotszeiten verschiedener Obstsorten

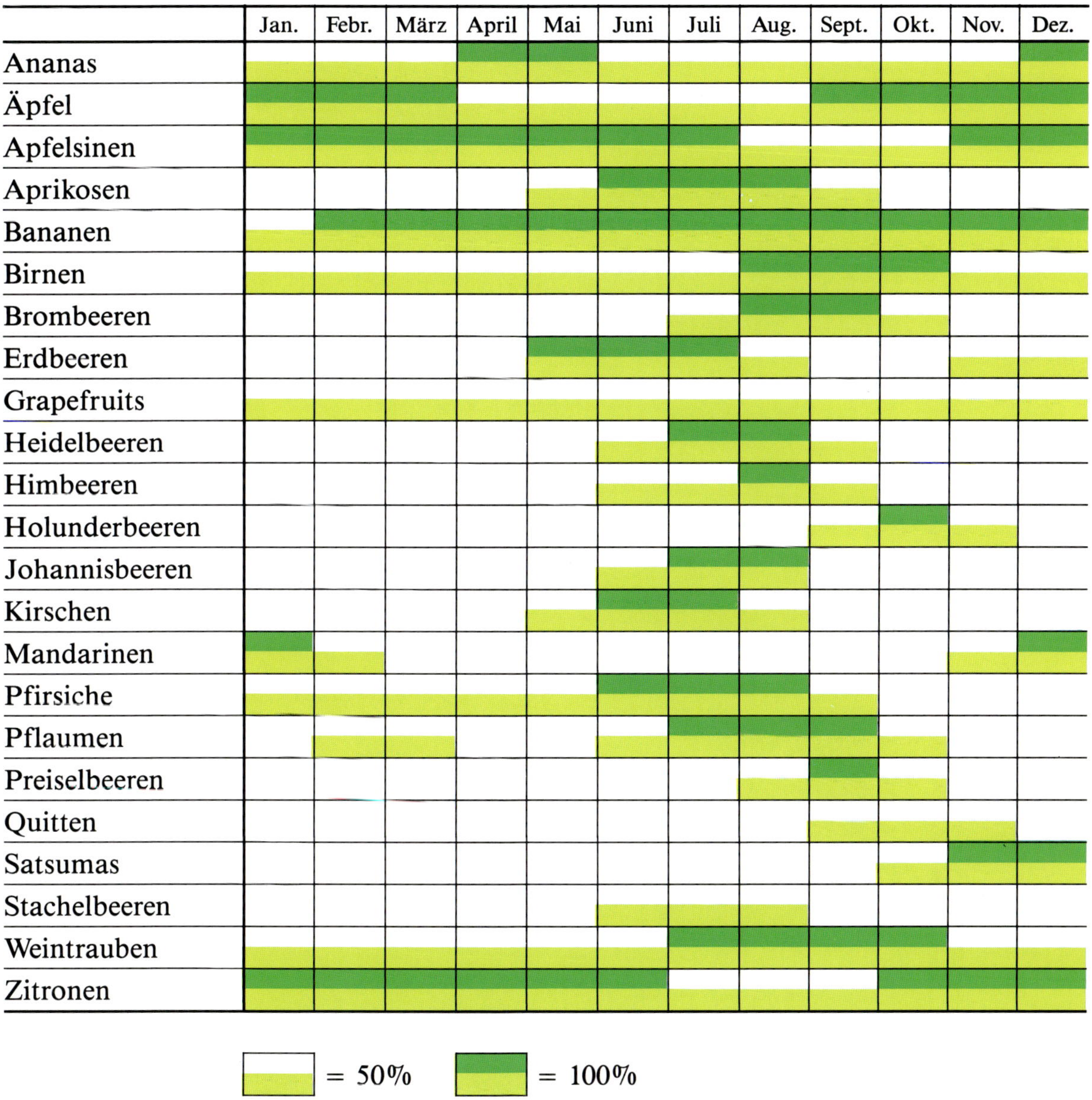

Die Hauptangebotszeiten verschiedener Gemüsearten im Freilandanbau

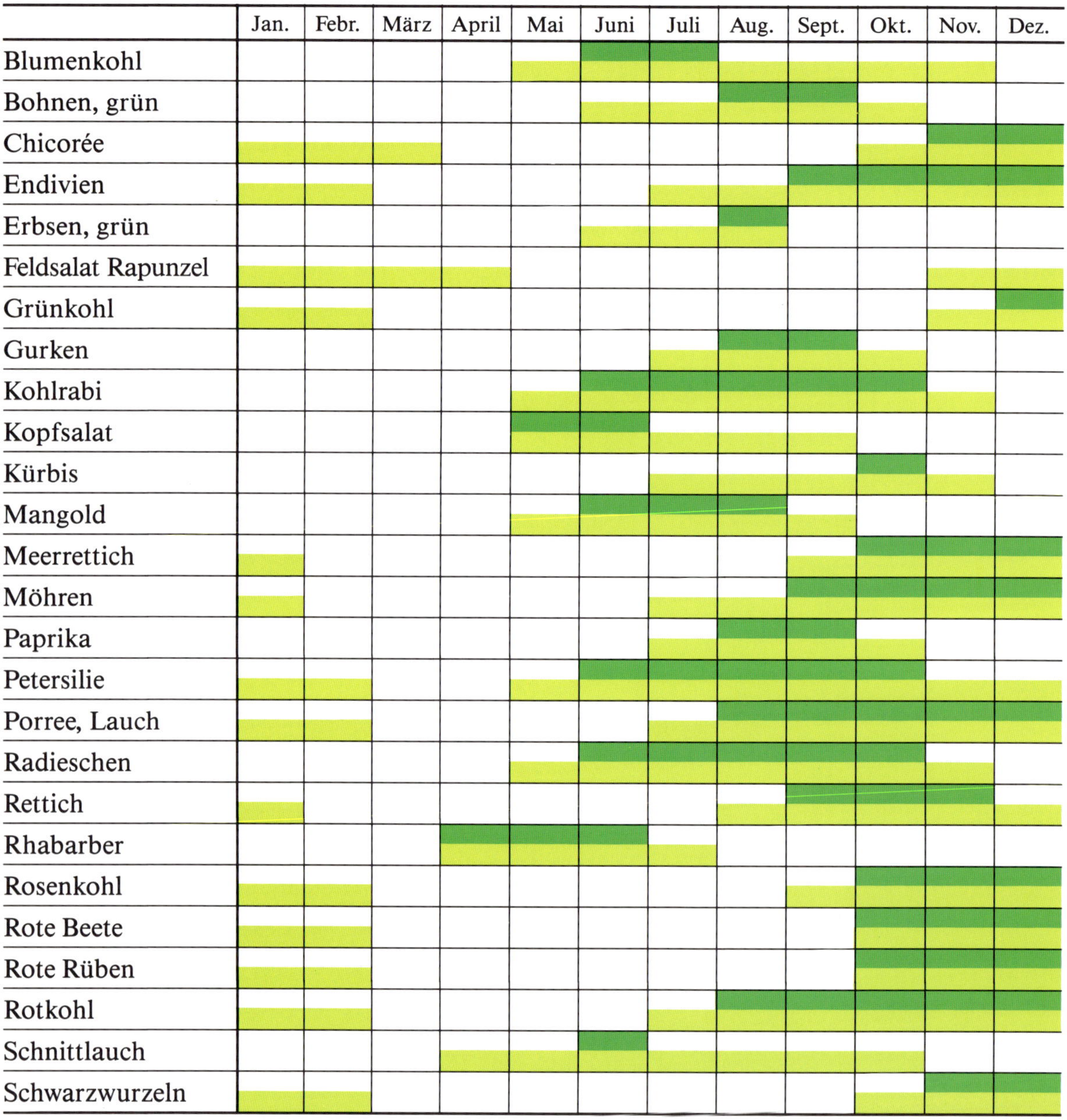

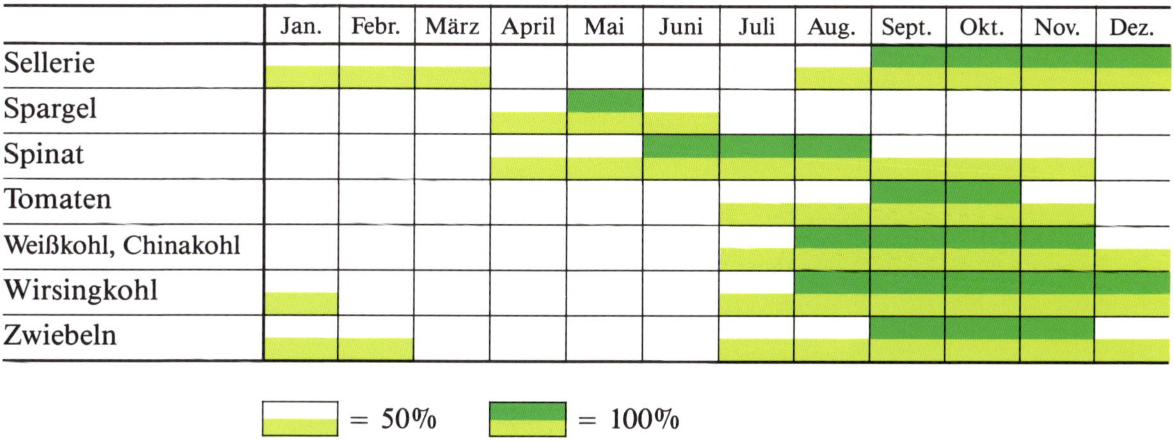
Jan.
Febr.
März
April
Mai
Juni
Juli
Aug.
Sept.
Okt.
Nov.
Dez.
Sellerie
Spargel
Spinat
Tomaten
Weißkohl, Chinakohl
Wirsingkohl
Zwiebeln
= 50%
= 100%

Rezepte aus der Thermomix-Vollwertküche

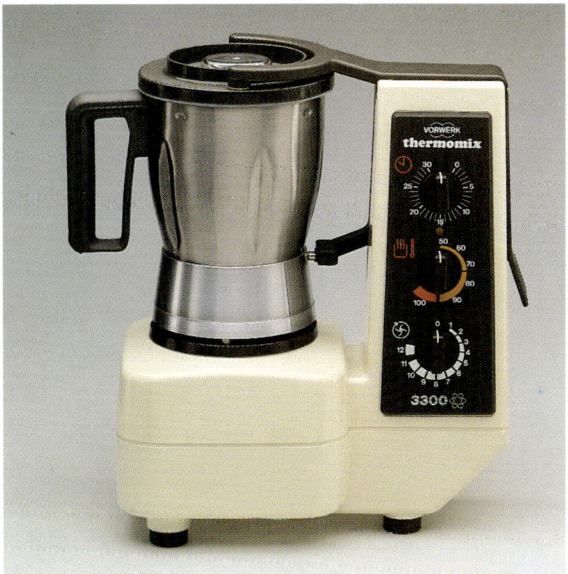

Die im folgenden Rezeptteil vorgestellten Gerichte können ausgezeichnet mit dem Thermomix zubereitet werden.

Zur freundlichen Beachtung:

1. Wenn wir »Öl« angeben, so meinen wir stets kaltgepreßte, unraffinierte Öle.

2. Wenn wir »Mehl« angeben, so meinen wir grundsätzlich frischgemahlenes Vollkornmehl.

3. Wenn wir »Salz« angeben, so empfehlen wir nur Kräutersalz oder Vollmeersalz.

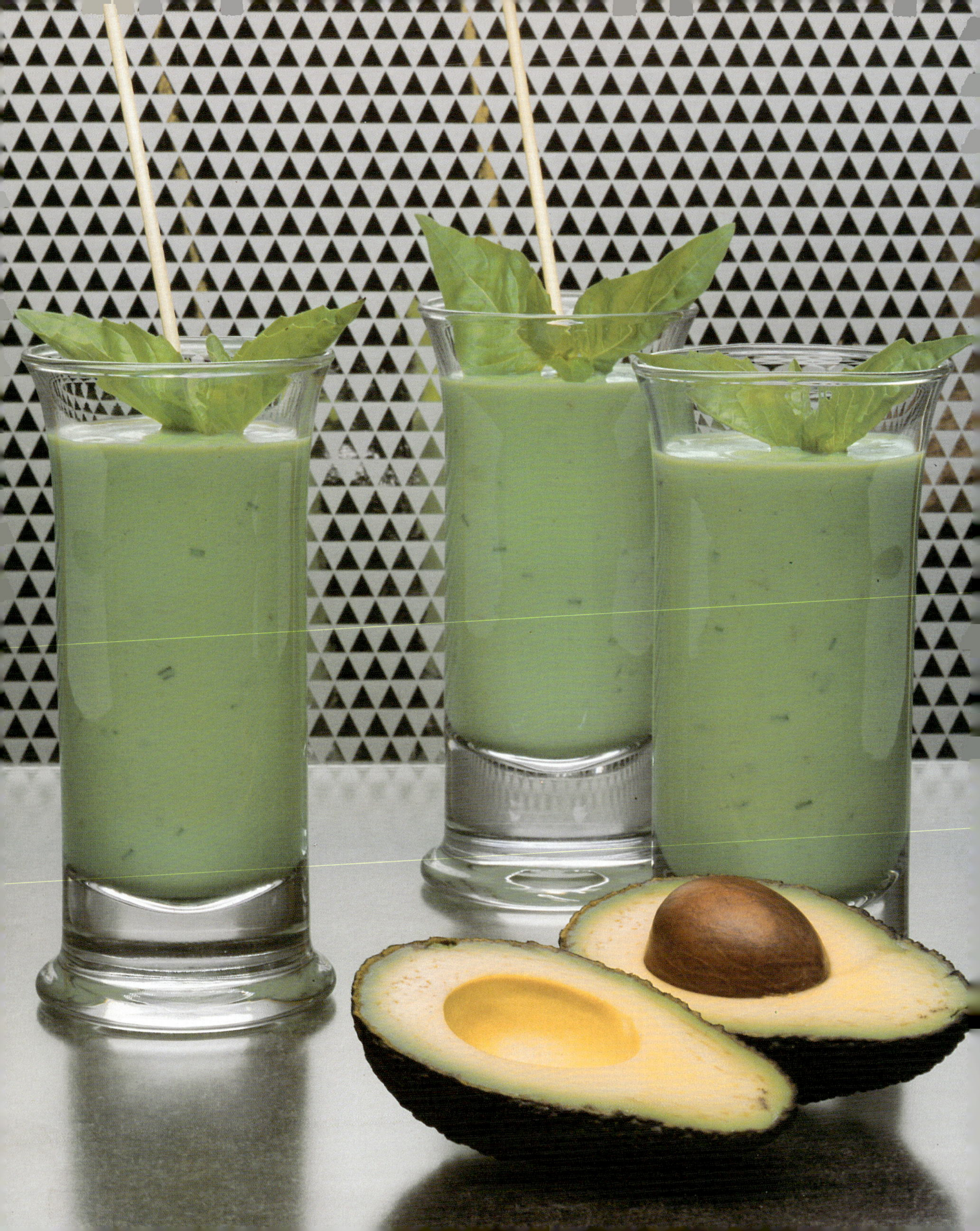

Gesunde Getränke

Karotten-Buttermilch

Zutaten:	4 Karotten, ½ l Buttermilch, 1 Prise Meersalz, 1 EL Honig
Zubereitung:	Die Karotten unter fließendem Wasser putzen und in grobe Stücke schneiden. Mit den anderen Zutaten im Thermomix Stufe 12, 20 Sekunden verarbeiten. In Gläsern gut gekühlt servieren.

Früchtemilch

Zutaten:	100 g frische Früchte nach Ihrer Wahl (Erdbeeren, Himbeeren, Aprikosen, Pfirsiche, Brombeeren, schwarze Johannisbeeren), 2 Eiswürfel, 3 MB Milch, 2-3 EL Honig nach Geschmack
Zubereitung:	Früchte waschen und von Steinen und Stielen befreien. Mit allen Zutaten im Thermomix Stufe 2, 20 Sekunden verarbeiten.

Gemüsesäfte

Mehrere Gemüse können je nach Geschmack zusammen verwertet werden. Es ist ratsam, Kräuter, Porree, Petersilie, die diese Art Säfte stark »parfümieren«, nur in kleinen Mengen zu verwenden.

Beispiel Tomatensaft:

Zutaten:	4 Tomaten, ½ Mohrrübe, 1 kleine Selleriestange, 1 EL Tomatenmark, Meersalz und Pfeffer nach Geschmack, ca. 10 Eiswürfel
Zubereitung:	Die geteilten Tomaten und die Mohrrübe in den Mixtopf geben; Stufe 2, 20 Sekunden. Die Eiswürfel und die restlichen Zutaten beigeben. Stufe 2, nochmals 20 Sekunden.

Gemüsecocktail für heiße Tage

Zutaten:	3 Mohrrüben, 1 kleine Sellerieknolle, 1 Tomate, 1 Stange Fenchel, Saft einer halben Zitrone, 1 cm Porree (weiß), Petersilie oder Kräuter nach Geschmack, Meersalz und Pfeffer, 1 Glas Wasser, 6 Eiswürfel
Zubereitung:	Mohrrüben säubern und ohne Wasser und Eis mit allen anderen Zutaten in den Mixtopf geben; Stufe 2, 30 Sekunden. Wasser und Eiswürfel hinzufügen; Stufe 2, 20 Sekunden.

Banane-Schoko-Drink (für 2 Gläser)

Zutaten:	1 Banane, 1/8 l Orangensaft, 4 EL Sahne, 2 TL Kakao ungesüßt, 2 EL starker Bohnen- oder Getreidekaffee, 6 Eiswürfel
Zubereitung:	Alle Zutaten in den Mixtopf geben; Stufe 12, 30-40 Sekunden. Köstlich und erfrischend!

Tomaten-Milchshake (4 Personen)

Zutaten:	1/4 l Milch, 1/4 l Tomatensaft, 1/2 TL scharfer Senf, 1 halbe Knoblauchzehe, Salz, Pfeffer nach Geschmack
Zubereitung:	Alle Zutaten in den Mixtopf geben; Stufe 12, 20 Sekunden.

Sanddorn-Flip (nahrhaft und vitaminreich)

Zutaten:	2,5 cl Sanddornsaft, 1/4 l Milch, 1 Eigelb, 2 Eiswürfel
Zubereitung:	Alle Zutaten in den Mixtopf geben; Stufe 12, 10 Sekunden.

Kräuterweiblein

Zutaten:	1/2 Bund Dill, 1/2 Bund Petersilie, 1/2 Bund Pimpinelle, 1/2 Orange, 1/2 Zitrone, 1 TL Honig, 1/4 l kalte Milch, Salz, Pfeffer
Zubereitung:	Alles in den Mixtopf geben; Stufe 8, 30 Sekunden. Durch Saftsieb abschütten und mit frischer Petersilie garniert im Becherglas servieren.

Kräuter-Buttermilch

Zutaten:	1/4 l Buttermilch, je 1 kleiner Zweig Kräuter: Schnittlauch, Petersilie, Dill, 1 Prise Salz, 1/2 TL Honig, 1 cl Zitronensaft
Zubereitung:	Alles in den Mixtopf geben; Stufe 8, 30 Sekunden. Sofort servieren.

Grüne Minna

Zutaten:	125 Gramm Spinat, 1 TL Honig, 1/2 Zitrone, 1/8 l Milch
Zubereitung:	Zutaten in den Mixtopf geben; Stufe 12, 30 Sekunden. Durch Saftsieb einschenken.

Mein spezielles Rezept:

Mein spezielles Rezept:

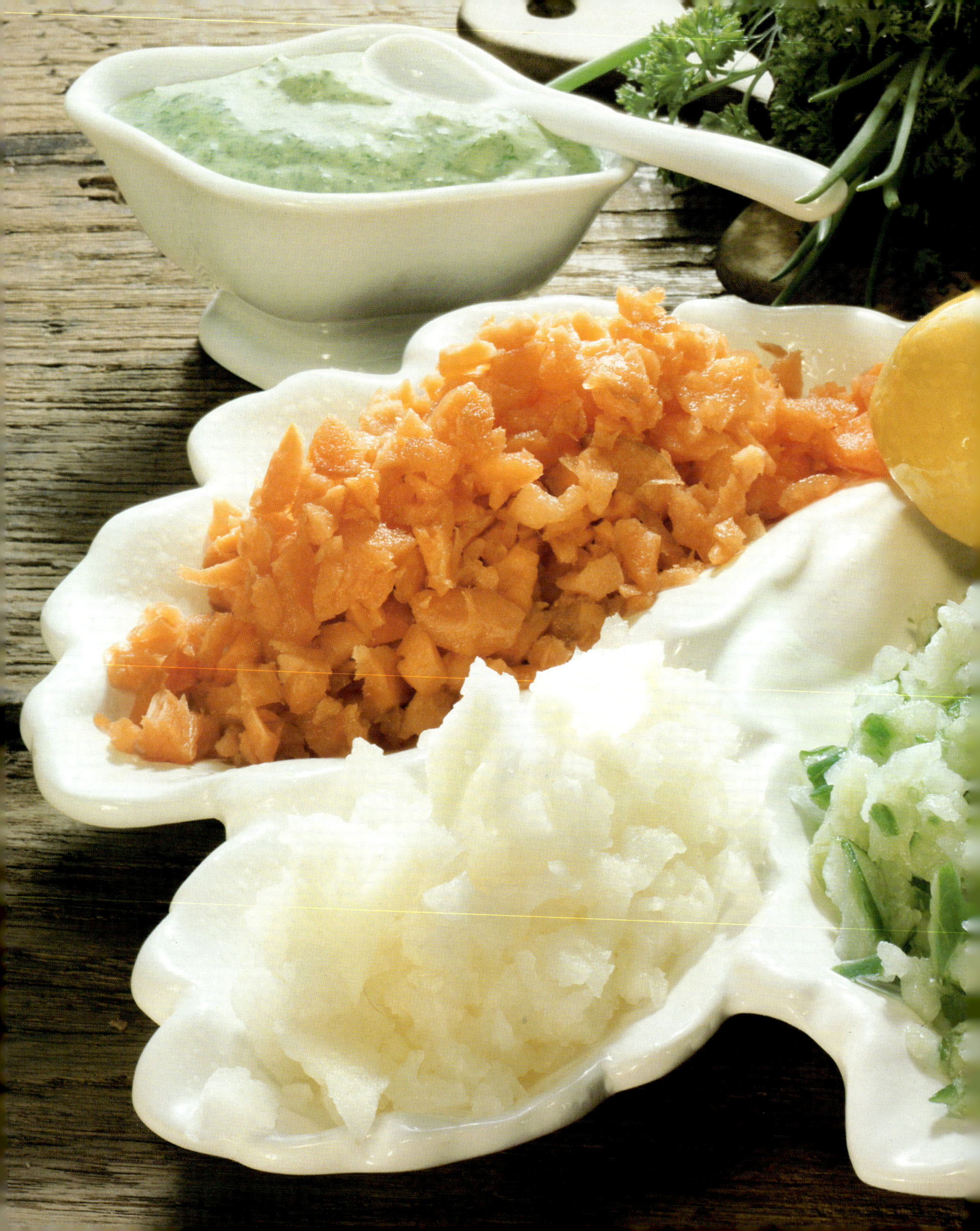

Gesunde Vorspeisen: Frisch- und Rohkost

Sellerie-Mandarinen-Rohkost

Zutaten:	250-300 g Sellerie, 4 kleine oder 2 große Mandarinen, 2 EL Zitronensaft, 4-5 EL Kefir, 1 EL Haselnüsse, ½ TL Salz, ¼ TL Pfeffer, ¼ TL Honig
Zubereitung:	Zunächst die Nüsse auf Stufe 5, 5 Sekunden zerkleinern, dann alle übrigen Zutaten zugeben; Stufe 1, 5-10 Sekunden. Evtl. weitere Gewürze mit dem Spatel unterrühren. Mit Mandarinenspalten garniert servieren.

Gesundheitskost aus Karotten, Mandarinen und Äpfeln

Zutaten:	4 Karotten (ca. 300 g), 3 Mandarinen (ca. 125 g), 2 Äpfel (ca. 200 g), Saft von einer halben Zitrone, 2 EL Öl, 1 Prise Meersalz, evtl. 1 TL Honig
Zubereitung:	Karotten putzen und in grobe Stücke schneiden, Äpfel waschen, vierteln, Kerngehäuse entfernen, Mandarinen schälen. Alle Zutaten in den Mixtopf geben; Stufe 3, 10-15 Sekunden (Spatel). Mit Mandarinenspalten garniert servieren.

Gartensalat

Zutaten:	2 mittelgroße Rosen Blumenkohl, 1 kleine Zwiebel, 4 Möhren, ½ Kohlrabi, 1 Apfel (ohne Kerne), 3-5 Stengel Petersilie, 2 EL Obstessig, 2 EL Öl, Meersalz und Pfeffer nach Geschmack, 1 TL Honig (oder 1 MB süße Sahne)
Zubereitung:	Gemüse putzen, waschen und in grobe Stücke schneiden. Alles in den Mixtopf geben; Stufe 1, 6-10 Sekunden.

Topinambur-Frischkost

Topinambur = Knollenfrucht, ähnlich der Kartoffel, wird auch roh gegessen.

Zutaten: 8 Topinambur-Knollen, 2 säuerliche Äpfel, 250 g Möhren, Saft von 1/2 Zitrone, 3 EL Schlagsahne, Prise Kräutersalz, 50 g Haferflocken (trocken geröstet)

Zubereitung: Topinambur-Knollen gut mit einer Gemüsebürste säubern, dann mit den gewaschenen Möhren und allen Zutaten in den Thermomix geben; Stufe 4, 5-10 Sekunden. Mit Kräutersalz abschmecken. Und zum Schluß mit den Haferflocken bestreuen.

Fenchelsalat

Zutaten: 2 Fenchelknollen, 1 Zitrone, 2 EL Rahm/Sahne, 100 g Nußkerne (Walnüsse), Vollmeersalz und Pfeffer nach Geschmack

Zubereitung: 2 EL Zitronensaft, Rahm, Meersalz und Pfeffer in den Thermomix geben. Gerät auf Stufe 4 einschalten. Die in grobe Stücke geschnittenen Fenchelknollen durch die Deckelöffnung auf das laufende Messer geben. Nach dem letzten Stück sofort die Nußkerne dazugeben. Danach sofort das Gerät ausschalten. Der köstliche Salat ist fertig.

Blumenkohl mit Möhren und Feldsalat

Zutaten: 200 g Blumenkohl, 200 g Möhren, 1 kl. Zwiebel, Petersilie, 5 EL Öl, 1 EL Apfelessig, Gewürze nach Geschmack. Zum Garnieren 100 g Feldsalat

Zubereitung: Den Blumenkohl waschen und in Röschen zerlegen. Möhren unter fließendem, kaltem Wasser gut bürsten, dann mit allen restlichen Zutaten in den Mixtopf geben; Stufe 1, ca. 5-10 Sekunden (Spatel). Inhalt auf großen Teller geben, Feldsalat rundherum drapieren.

Blumenkohl und Möhren können auch separat im Thermomix zubereitet werden. Möhren mit etwas gartenfrischer Zitronenmelisse sind besonders geschmackvoll und gesund.

Möhrensalat mit Rosinen und Sesam

Zutaten: 500 g Möhren, 2 EL Öl, 2 EL Apfelessig, 2 EL Rosinen, 1 Becher Joghurt (125 g), Kräutersalz, 2 EL Sesamkörner

Zubereitung: Möhren wie oben reinigen, in große Stücke schneiden und mit allen Zutaten, außer Sesam, in den Mixtopf geben; Stufe 2, 5 Sekunden (Spatel). In Salatschälchen anreichen, angerösteten Sesam darüber streuen.

Krautsalat (Weißkohl) süß-herb

Zutaten: ⅓ bis ½ Weißkohl je nach Größe, 1 Becher süße Sahne, 1 TL Senf, 50 g Haselnüsse, 3 EL Mayonnaise, ¼ MB Rosinen, 1 TL Honig, Kräutersalz oder Meersalz nach Geschmack

Zubereitung: Kohl putzen und in großen Stücken mit allen Zutaten in den Thermomix geben; Stufe 2, 5 Sekunden.
Mit Spatel entnehmen und servieren.

Rote-Beete-Apfel-Salat

Zutaten:	4 kleine Rote-Beete-Knollen, 3-4 säuerliche Äpfel, 2 kleine Bananen, 1 Becher süße Sahne (nach Geschmack), 1 MB Nüsse
Zubereitung:	Rote Beete waschen, schälen und mit allen Zutaten in den Thermomix geben. Je nach gewünschter Zerkleinerung Stufe 2, 5-10 Sekunden. Mit Spatel entnehmen und in Glasschale servieren. Eine echte Delikatesse!

Rote-Beete-Sauerkraut-Salat

Zutaten:	400 g Rote Beete, 250 g Sauerkraut, 2 EL Öl, 1 TL Zitronensaft oder Apfelessig, 1 kleine Zwiebel, Kräutersalz und Petersilie nach Geschmack
Zubereitung:	Rote Beete waschen, schälen und mit allen Zutaten in den Thermomix geben; Stufe 2, 5 Sekunden. Mit Spatel entnehmen und in Salatschale servieren.

Kohlrabisalat

Zutaten:	2 Kohlrabi, 1 Apfel, 1 kleine Zwiebel, ½ Bund Petersilie, Saft einer Zitrone, ½ TL Honig, Salz, Pfeffer, ½ Becher Joghurt
Zubereitung:	Alle Zutaten in den Mixtopf geben; Stufe 1, ca. 5 Sekunden.

Tomatensalat mit Fenchel

Zutaten:	1 Knolle Fenchel, ½ kg Tomaten, ¼ Becher Joghurt, 1 TL Senf, Pfeffer, Salz, 1 EL Estragonessig, 1 EL Öl
Zubereitung:	Alle Zutaten — außer Tomaten — in den Mixtopf geben; Stufe 1, 5-10 Sekunden. Mit den kleingeschnittenen Tomaten vermischen und mit Fenchelgrün garnieren.

Frischkornbrei

Zutaten: (pro Person)	60 g Getreide (am besten Weizen oder Nackthafer), 12 EL kaltes Wasser, 3 EL Milch, 1 Apfel (mit Schale und Kerngehäuse verarbeiten) 1 EL Haselnüsse, je nach Wunsch frisches Obst oder Trockenobst Statt Vollmilch eignet sich auch sehr gut Joghurt, Sauermilch, Sahne. Die Haselnüsse können zur Abwechslung durch Walnüsse, Mandeln, Cashewnüsse oder geschälte Sonnenblumenkerne ersetzt werden
Zubereitung:	Getreide im Thermomix schroten und im Einweichwasser über Nacht quellen lassen. Morgens mit allen Zutaten im Thermomix Stufe 4, ca. 10 Sekunden verarbeiten. Mit etwas Frischobst oder Trockenobst garnieren, etwas gemahlene Nüsse darüber streuen und sofort servieren.

Vollwert-Müsli

Zutaten:	(Grundrezept für 1 Portion) 3 EL Weizen oder Sechskornmischung, 8 EL Quellwasser, 1 TL Honig, 1 TL frischer Zitronensaft, 2 EL kalte Milch 4-5 süße Mandeln, 1 Apfel Statt Weizen kann auch jedes andere Getreide wie Hafer oder Buchweizen verwendet werden. Roggen allein schmeckt allerdings etwas streng!
Zubereitung:	Getreide mahlen/schroten, mit dem Wasser vermischen und 12 Stunden quellen lassen. Getreide mit allen Zutaten in den Mixtopf geben; Stufe 2, 5-10 Sekunden.

Vollwert-Müsli-Varianten:

1. Statt mit Wasser/Quellwasser können Sie Ihr Vollwert-Müsli auch ganz oder teilweise mit Vollmilch, Dickmilch, Joghurt, Kefir und süßer oder saurer Sahne anrichten.
   Alles ist sehr schmackhaft und sehr gesund!
   (Das Quellen des Getreides sollte aber mit Wasser geschehen)

2. Trockenfrucht-Müsli ist besonders in der frischobstarmen Zeit zu empfehlen. Hierzu wählen Sie Trockenfrüchte wie Pflaumen, Dörräpfel, Aprikosen, Rosinen, Datteln, Feigen etc. und geben diese zusammen mit einem frischen Apfel in den Mixtopf.

3. Mehrfrucht-Müsli richten Sie ganz nach Ihrem Geschmack an, z. B. mit Bananen, Erdbeeren, Himbeeren. Andere Zutaten wie Grundrezept.

4. Nuß-Müsli schmeckt köstlich, wenn Sie Mandeln oder Pistazien, Haselnüsse oder Walnüsse verwenden. Eventuell auch mit Rosinen und/oder Apfelbeigaben anreichern.

5. Quark-Müsli ist eine Delikatesse. Verfeinern Sie zur Abwechslung Ihren Frischkornbrei mit Quark oder naturbelassenem Hüttenkäse. Das ganze Gericht kann auch mit Rosinen und/oder Obstbeigaben angereichert werden.

6. Dicksaft-Müsli ist etwas für Kenner. Statt mit Honig zu süßen, verwenden Sie Apfel- oder Birnendicksaft. Sehr köstlich schmeckt auch kanadischer Ahornsirup!

Mein spezielles Rezept:

Mein spezielles Rezept:

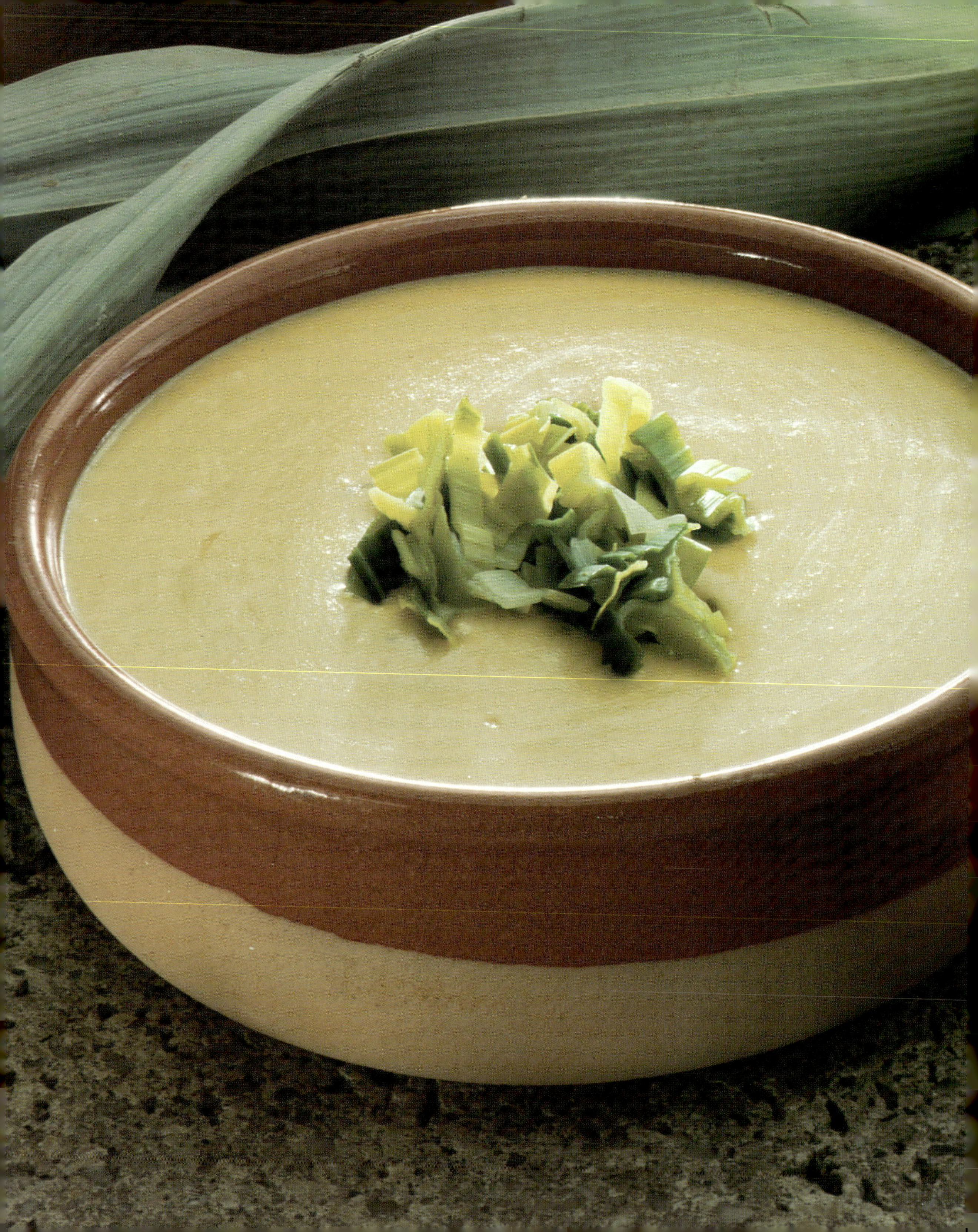

Gesunde Suppen, Zwischen- und Hauptgerichte

Gemüsesuppe »Gärtnerin«

Zutaten:	2 Mohrrüben, 3 cm Porree, 2 Sellerieblätter, 2 Stengel Petersilie, 3 mittelgroße gekochte Kartoffeln (eventl. Reste), oder statt der Kartoffeln Teigwaren, Reis, gekochte Linsen etc., 2 TL Butter, 1 Gemüsebrühwürfel, Meersalz und Pfeffer nach Geschmack
Zubereitung:	Alle Zutaten in den zur Hälfte mit Wasser gefüllten Mixtopf geben; Stufe 1, 5 Sekunden, dann Wasser nachfüllen, bis 1-l-Marke erreicht; Stufe 1, 10 Minuten, 80°.

Varianten der Gemüsesuppe

Tomatensuppe:	Statt des Porrees zwei schöne Tomaten nehmen.
Spinatsuppe:	Statt des Porrees 2 Handvoll Spinat nehmen.
Kressesuppe:	Statt der Mohrrüben und des Porrees 2 Handvoll Kresse nehmen.
Kerbelsuppe:	Statt Mohrrüben einige Stengel Kerbel nehmen.

Je nach Ihrer Fantasie können Sie selbst beliebig viele Varianten erfinden. Nur eines bitte nicht vergessen, eine kleine Menge genügt! Im Thermomix schmeckt alles besonders intensiv und natürlich. Dies gilt besonders bei einigen Zutaten wie Pfeffer, Knoblauch, Zwiebel und Porree.

Zum Andicken oder Binden Ihrer Suppen oder Soßen eignen sich kleine Reste von Kartoffeln, Reis, Gemüse, besonders aber von Bohnen, Linsen, Erbsen; bewahren Sie die Reste also ruhig immer auf.

Suppe aus der Toscana

Zutaten:	1 Handvoll Petersilie, 4-5 Blätter Basilikum, ½ Zwiebel, 1 Karotte, 1 Selleriestengel, 1 Tomate (oder Tomatensauce), 1 Zucchini oder 1 Artischockenboden, 1 Knoblauchzehe, 1 Kartoffel, 1 Fleischbrühwürfel, 1 TL Meersalz, 1 EL Öl
Zubereitung:	½ l Wasser, Fleischbrühwürfel, Kartoffel und 1 TL Salz in den Mixtopf geben. Für 9 Minuten bei 80 Grad auf Stufe 1 kochen. Dann alle anderen Gemüse dazugeben; Stufe 3, 1 Minute zerkleinern und mit dem Spatel gegenrühren. 1 EL Öl hinzugeben. Stufe 3, 10 Sekunden mixen. Mit gerösteten Brotwürfeln bestreuen und servieren. Die Suppe ist auch sehr schmackhaft, wenn sie mit Käse überbacken ist oder wenn etwas geriebener Parmesan zugefügt wird.

Guacamole à la Mexiko

	Als Dip zu Brot, Crackern, als Sauce zu kaltem Fleisch, Eiern und als Delikatesse zum Bestreichen von Eierpfannkuchen.
Zutaten:	1 große Avocado, 1 TL Essig, 2 mittelgroße Tomaten, 1 mittelgroße Zwiebel, 1 Knoblauchzehe, ¼ oder ½ Chilischote (oder 1 Messerspitze Cayennepfeffer) 2 TL Öl, Salz, Pfeffer nach Geschmack
Zubereitung:	Avocado halbieren, Kern herauslösen. Das Fruchtfleisch mit einem Löffel herauslösen und mit den übrigen Zutaten in den Mixtopf geben; Stufe 1, ca. 30 Sekunden. Eventuell zwischendurch mit dem Spatel nachhelfen.

Salatsuppe

Zutaten:	Etwa 20 Blätter grüner Salat, 3 gekochte Kartoffeln, ½ l Wasser, 1 Gemüsebrühwürfel, Meersalz, Pfeffer, Petersilie nach Geschmack, ¼ l Milch. Zur Verfeinerung, falls gewünscht: 1 Eigelb, etwas Butter und Sahne
Zubereitung:	Salat waschen und mit etwas Wasser, den Kartoffeln, Meersalz und Pfeffer im Mixtopf Stufe 1, 5 Sekunden mixen. Dann den Rest des Wassers hinzugeben; Stufe 1, 6 Minuten, 80°. Schließlich Milch und Petersilie zufügen, nochmals etwa 3 Minuten auf Stufe 1 garen. Sie können Ihre Salatsuppe gegen Ende der Kochzeit mit etwas Sahne, 1 Eigelb und etwas Butter noch verfeinern.

Spinatsuppe — Zuppa di Spinaci

Zutaten:	1 Pfund frischer Spinat, 1 Zwiebel, 1 Knoblauchzehe zerdrückt, 40 g Butter, 1 EL Vollkornmehl oder Biobin, ½ l dünne Gemüsebrühe, 40 g Pinienkerne, 50 g geriebener harter Käse, Meersalz, weißer Pfeffer, Petersilie. Eventuell Schlagsahne
Zubereitung:	Spinat verlesen, waschen und abtropfen lassen. Spinat, Zwiebel, Knoblauch und Butter in den Gareinsatz geben. Gemüsebrühe, Salz, Pfeffer, Petersilie, Mehl in den Mixtopf geben und Gareinsatz draufsetzen; Stufe 1, 8-10 Minuten, 100°. In der Zwischenzeit (8-10 Minuten) die Pinienkerne in eine trockene Pfanne geben und rösten. Vorsicht, nicht zu dunkel werden lassen. Pinienkerne direkt aus der Pfanne in ein Gefäß schütten. Wenn Thermomix-Garzeit abgelaufen, Gareinsatz-Inhalt in den Mixtopf geben; Stufe 4, 5-10 Sekunden pürieren. Suppe eventuell nach Geschmack nachwürzen. Auf die warme Spinatsuppe (vorgewärmte Teller) den geriebenen Käse streuen und schmelzen lassen. Darauf die gerösteten Pinienkerne streuen. Das alles dann je nach Geschmack mit einem »Tupfer« Schlagrahm verfeinern. Wenn gut gelungen, eine ausgesprochene Delikatesse. Und sehr, sehr gesund!

Butterklößchensuppe

Zutaten:	100 g Butter, 2 Eier, 150 g Weizenvollkornmehl (mittelfein) 100 g Hafervollkornmehl (mittelfein), Kräutersalz, Majoran, Muskatnuß (gerieben), ca. 2 l Vitamin-Gemüsebrühe o. ä.
Zubereitung:	Alle Zutaten in den Mixtopf; Stufe 7, 20 Sekunden, mit Hilfe des Spatels zu einem festen Teig verarbeiten. Kleine Klößchen formen und in der heißen, nicht kochenden Gemüsebrühe ziehen lassen (ca. 15 Minuten).

Hafercremesuppe

Zutaten:	80 g Hafer, 3/4 -- 1 l vegetarische Gemüsebrühe, 1 TL Senfkörner, 1 Lorbeerblatt, 1 TL Majoran, Liebstöckel, Kräutersalz, 1 Becher saure Sahne, frische Kräuter nach Geschmack. Zum Servieren: 1 Becher süße Sahne, 1 gehäufter TL Currypulver
Zubereitung:	Hafer im Mixtopf, Stufe 5, 1 Minute schroten. Brühe und Gewürze zugeben und auf Stufe 1, 80°C, 12 Minuten garen. Kurz vor Ende der Garzeit saure Sahne und frische Kräuter durch die Deckelöffnung zugeben. Süße Sahne mit Currypulver steif schlagen und als Sahnehäubchen auf der Suppe servieren.

Getreidebratlinge (Bio-Burger)

Zutaten:	250 g Grünkern, 2 Eier, 50 g Vollkornbrösel, 1 Zwiebel, 1-2 Lorbeerblätter, 2 TL Kräutersalz, ½ l vegetarische Gemüsebrühe, frische Kräuter nach Geschmack, ½ TL schwarzer Pfeffer, Olivenöl zum Ausbacken
Zubereitung:	Grünkern mittelfein mahlen, Stufe 12, ca. 30 Sekunden. Zwiebel, Lorbeer, Gemüsebrühe in den Mixtopf dazugeben; Stufe 1, 100°, 4 Minuten. Heizung und Motor ausschalten und Inhalt im Mixtopf auf Heizplatte 5 Minuten ausquellen lassen. Danach Brösel, Eier, Gewürze und Kräuter (z. B. Kräuter der Provence) dazugeben; nochmals Stufe 4, 10 Sekunden. Mit dem Spatel arbeiten! Feste Masse entnehmen und mit nassen Händen Frikadellen formen und in heißem Olivenöl in der Pfanne abbacken.
Varianten:	Statt Grünkern geht auch Gerste oder Reis. Bratlinge oder »Bio-Burger« reicht man gern zu kalten Platten oder als Beilage zum Salat.

Eierpfannkuchen, Grundrezept

Zutaten:	300 g Vollkornmehl, gut ½ l Milch, 2-3 Eier, 1 Prise Meersalz, 2 EL Öl
Zubereitung:	Mehl mit der Milch, den Eiern und dem Salz in den Mixtopf geben; Stufe 5, 5-10 Sekunden. Gut 2 Löffel Öl in der Pfanne erhitzen und mit einem Schöpflöffel eine Portion Teig hineingeben, verteilen und goldbraun backen. Wenden, etwas Öl daruntergeben und die 2. Seite bräunen.
Varianten:	Das Grundrezept kann durch Zugabe von Zwiebeln, Kräutern, Käse oder Schinken, Apfelstückchen, Preiselbeeren, Rosinen, etwas Honig abgeändert werden.

Grünkernfrikadellen

Zutaten:	300 g Grünkern, 6 MB Wasser, 1 kleine Zwiebel, 1 kleine Knoblauchzehe, 1 TL Kräutersalz, 1 TL Majoran, 1 Messerspitze Pfeffer, ¼ TL Thymian, 1 Messerspitze Liebstöckel, 1 Messerspitze Paprika süß, 1 Ei, Olivenöl zum Abbacken
Zubereitung:	Den Grünkern bei Stufe 12, 1 Minute zerkleinern. Das Wasser und die weiteren Zutaten dazugeben; Stufe 1, 5 Minuten, 80° erhitzen. Den Teig herausnehmen, etwas abkühlen lassen, mit nassen Händen kleine Frikadellen formen und in heißem Olivenöl in einer Pfanne hellbraun backen. Dazu schmeckt ganz besonders ein frischer Gemüsesalat, eine pikante Käsesauce oder auch Tomatensauce, alles frisch aus dem Thermomix.

Hirsebrei (süß)

Zutaten:	2 MB gemahlene Hirse (Stufe 12, 20 Sekunden), 8 MB Milch, 1 Prise Meersalz, 2 EL Honig, ¼ TL Vanille, 1 EL gehackte Mandeln, 1 MB Sahne, 2 TL Butter, Obst der Jahreszeit oder Trockenobst
Zubereitung:	Hirse, Milch, Honig, Butter, Vanille und Mandeln in den Mixtopf geben, eine Prise Salz dazugeben; Stufe 1, 10 Minuten, 80°. Nach dem Aufkochen alles im Thermomix für 15 Minuten nachquellen lassen bei laufendem Motor. Dann aus dem Mixtopf in große Glasschüssel füllen, (noch mit etwas Honig nachsüßen, falls gewünscht). Nach dem Abkühlen geschlagene Sahne unterziehen und mit Obst garniert in Dessertschalen servieren.

Vollwert-Panade (Brotsuppe)

Zutaten:	100-125 g altes Vollkornbrot, 30 g Butter, ½ l Wasser, ½ l Milch, 1 EL Sahne, 1 Ei, Meersalz und Pfeffer nach Geschmack, eventuell etwas geriebene Muskatnuß
Zubereitung:	Brot mit der Butter und dem Wasser in den Mixtopf geben; Stufe 1, 5 Sekunden. Milch hinzufügen. Stufe 1, 10 Minuten, 100°. Danach Ei und Sahne beigeben und nochmals 2 Minuten Stufe 1.

Porreepizza mit Quark-Butterteig

Zutaten Teig:	200 g Weizenvollkornmehl (Stufe 12, 1 Minute), 100 g Quark, 100 g Butter, Kräutersalz
Zutaten Belag:	3-4 Stangen Lauch (ca. 450 g), ¼ l Wasser, Vollmeersalz, 4 Eier, ¼ l saure Sahne, Pfeffer, Oregano, evtl. noch Käse, ½ EL vegetarische Gemüsebrühe, frisch geriebene Muskatnuß
Zubereitung:	Teig: Alle Zutaten in den Mixtopf geben und auf Stufe 5, ca. 10-15 Sekunden verarbeiten. Nochmals kurz durchkneten und kühl stellen. Belag: Den Lauch waschen, in Ringe schneiden und in den Kocheinsatz füllen. Wasser und Vollmeersalz in den Mixtopf geben, Kocheinsatz einhängen und Stufe 1, 12 Minuten, 100 °C erhitzen. Kocheinsatz herausnehmen und abtropfen lassen. Mixtopf kalt ausspülen. Eier, Sahne und Gewürze in den Mixtopf geben, evtl. noch Käse, und auf Stufe 4, 5-10 Sekunden verrühren. Teig ausrollen, und eine gefettete Springform damit auslegen, Ränder hochziehen. Lauch darauf verteilen, Eier-Sahne darübergeben und bei 200 °C ca. 30-40 Minuten backen.

Karottenfladen

Zutaten:	500 g Karotten, ½ MB Vollkornmehl, 2 MB Milch, 2 EL Rahm, 3 Eier, Salz, Pfeffer, 2 TL Butter zum Ausfetten der Form
Zubereitung:	Thermomix auf Stufe 8 einschalten und die sorgfältig gereinigten und gewaschenen Karotten aufs Messer geben. Nach ca. 2 Sekunden Gerät ausschalten. Mehl, Milch, Salz und Pfeffer in den Mixtopf geben; Stufe 1, 15 Minuten 90°. Sobald Schaltuhr stoppt, Rahm und Eier zufügen und ohne Heizung noch für 30 Sekunden mixen lassen. Masse in eine gebutterte Auflaufform geben. Mit einem Stück Aluminiumfolie zudecken und 30 Minuten mit 150° backen.

Vollkornnudeln aus Roggen und Weizen

Zutaten:	150 g Roggenmehl, fein gemahlen, 100 g Weizenmehl, fein gemahlen, 1 Ei, 1 Eiweiß, 2 EL kaltgepreßtes Sonnenblumenöl, 1 TL Meersalz, 2 EL Wasser
Zubereitung:	Alle Zutaten in den Mixtopf geben; Stufe 2, etwa 15 Sekunden zu einem geschmeidigen Teig verarbeiten. Teig entnehmen und ganz dünn mit dem Nudelholz auswellen, etwas trocknen lassen und je nach Wunsch in Nudelform schneiden. Nudeln in kochendem Salzwasser oder besser leichter Gemüsebrühe 8-10 Minuten garen. Wenn Sie die Nudeln länger aufbewahren wollen, Nudeln mehrere Stunden trocknen, dann luftig aufbewahren, etwa 2-4 Wochen.

Frischkornbrei (auch für Kleinkinder)

Zutaten:	2 EL Weizen oder Sechskorn*, 50 g Quellwasser, 150 g Apfel, 1 EL Sahne, ½ EL frischer Zitronensaft, 1 TL Honig, 5 süße Mandeln, 100 g reifes Obst der Jahreszeit * Scchskorn besteht aus Buchweizen, Gerste, Hafer, Hirse, Roggen und Weizen und kann als fertige Mischung (ungemahlen) im Bio- und Naturkostladen gekauft werden.
Zubereitung:	Mehlfein gemahlenen Weizen oder Sechskorn in kleinen Behälter geben, mit Quellwasser vermischen und zugedeckt 8 Stunden quellen lassen. Mit übrigen Zutaten in den Mixtopf geben; Stufe 2, 5-10 Sekunden.

Mein spezielles Rezept:

Mein spezielles Rezept:

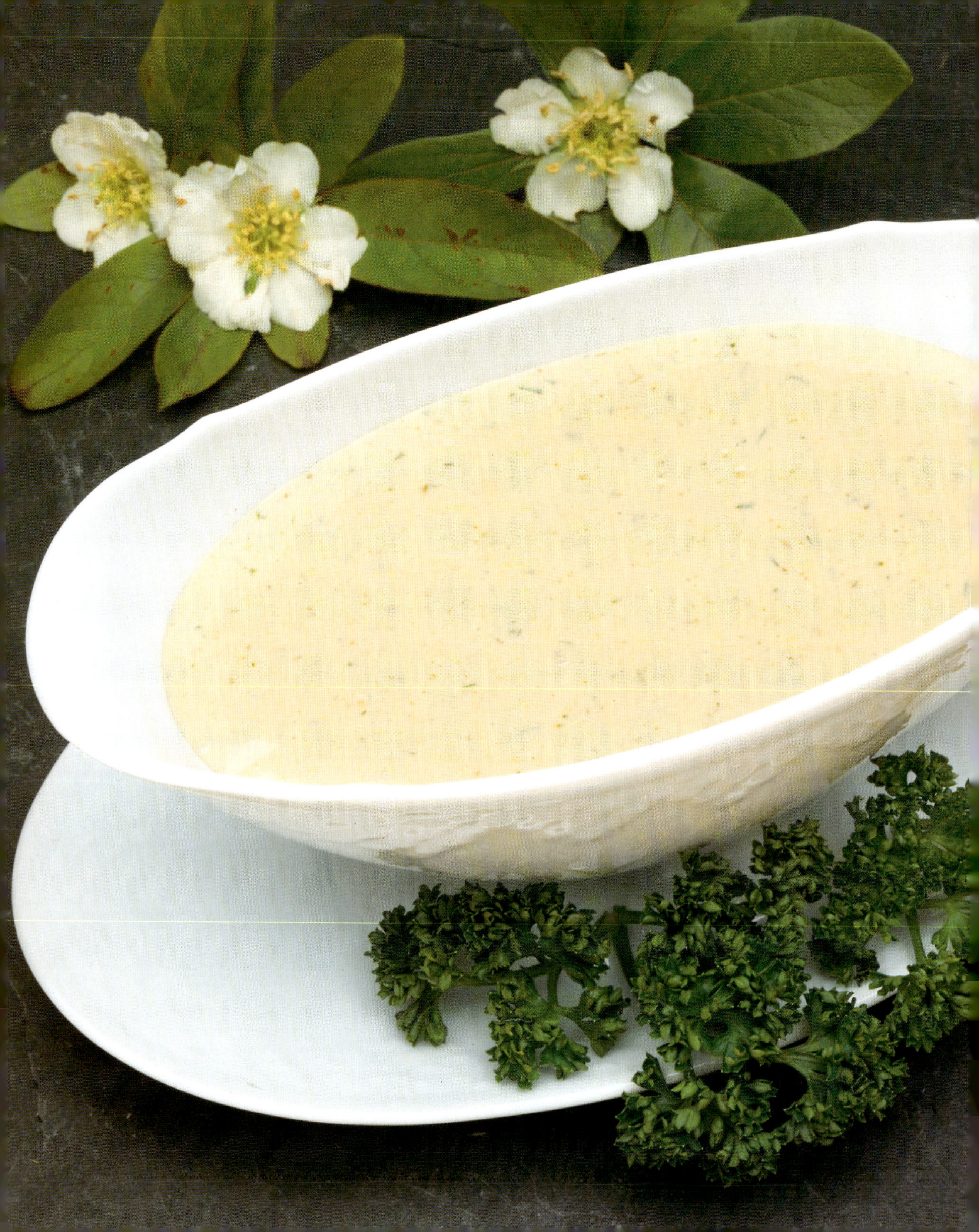

Gesunde Soßen

Feine Soße zum Frischkostsalat

Zutaten:	2 EL Sonnenblumenöl, 2 EL Obstessig, 2 EL Wasser, 2 TL Senf, 1 Prise gekörnte vegetarische Brühe, 1 kleine Zwiebel, ¼ TL Honig, Kräutersalz und frische Kräuter nach Geschmack
Zubereitung:	Alle Zutaten in den Mixtopf geben; Stufe 1, 10 Sekunden, danach Stufe 7, 10 Sekunden mixen.

Joghurt-Soße zu Salat

Zutaten:	8 EL Joghurt, 3 EL saure Sahne, 2 EL Öl (kaltgepreßt), 2 EL Zitronensaft, 2 kleine Zwiebeln (zusätzlich evtl. 1 Knoblauchzehe), Kräutersalz und frische Kräuter nach Geschmack
Zubereitung:	Alle Zutaten in den Mixtopf geben; Stufe 1, 10 Sekunden, danach Stufe 7, 20 Sekunden mixen.

Pikante Senfsoße zur Frischkost

Zutaten:	8 EL süße Sahne, 3 EL Senf, ½ Zitrone (geschält und entkernt), 1 TL Honig, ½ TL gekörnte Brühe, Kräutersalz, weißer Pfeffer und frische Kräuter (besonders gut ist Dill) nach Geschmack
Zubereitung:	Alle Zutaten in den Mixtopf geben; Stufe 7, 15 Sekunden mixen.

Mayonnaise-Grundrezept

Zutaten:	4 Eigelb, 10 EL Sonnenblumenöl, ½ TL scharfer Senf, etwas weißer Pfeffer, ½ TL Kräutersalz
Zubereitung:	Alle Zutaten in den Mixtopf geben und auf Stufe 7 kräftig verrühren. Nach eigenem Geschmack würzen und in einem Schraubglas auf Vorrat in den Kühlschrank stellen (cirka 1 Woche). Diese Mayonnaise kann für Salate mit Sauerrahm, Quark oder Joghurt verfeinert werden.

Auberginen-Ketchup

Zutaten:	450 g Auberginen, 150 g rote Paprikaschoten, 2 große Zwiebeln, 1 MB Wasser, 2 MB Essig 5%ig, 4 TL Salz, 1½ EL Honig, 1 große Knoblauchzehe, 1 Stiel frischer Rosmarin oder getrocknetes Kraut, 1 Zweig Estragon, frisch oder getrocknet, 1 Zweig frischer Thymian, 3 Blätter frischer Salbei
Zubereitung:	Die Auberginen waschen, mit Schale 2 x durchschneiden, Paprika vor dem Abwiegen vom Kerngehäuse befreien. Zwiebel in Stücke schneiden und mit den Kräutern im Mixtopf Stufe 8, 15 Sekunden pürieren. Restliche Zutaten durch Deckelöffnung auf laufendes Messer dazugeben; Stufe 8, 10 Sekunden mixen. Danach Stufe 1, 10-12 Minuten, 100°. Schmeckt zu Fleisch und kaltem Gemüse.

Tomaten-Ketchup

Zutaten:	5 Tomaten, 1 Knoblauchzehe, Kräuter der Provence, Kräutersalz, 1 Spritzer Sojasoße, 1 Zucchini oder anderes Gurkengemüse
Zubereitung:	Tomaten und Zucchini waschen, grob zerkleinern, mit den übrigen Zutaten in den Mixtopf geben und auf Stufe 4, 30-40 Sekunden verschlagen. Abschmecken.

Ketchup »Ceylon«

Zutaten:	500 g frische Ananas, 100 g grüner Paprika, 100 g Apfel, 2 große Zwiebeln, 2 MB Essig 5%ig, 1½ TL Salz, 4 EL Honig, 1 TL Senf, ½ TL Curry, 1 TL kleingeschnittene Minze, 2 Stengel frische Zitronenmelisse oder geriebene ungespritzte Zitronenschale, 1 Nelke
Zubereitung:	Alles im Mixtopf Stufe 8, 10 Sekunden mixen. Danach Stufe 1, 10 Minuten, 100° garen. Ketchup ist fruchtig. Eignet sich gut als Soße zu Avocados, zu Geflügelfleisch kalt und warm, zu Fisch und Seetieren, zu kräftig schmeckenden Käsesorten wie z. B. Schafskäse, französischem Ziegenkäse und pikanten blauschimmeligen Käsesorten.

Tomatensoße »Bella Italia«

Zutaten:	500 g Tomaten, 2 EL Tomatenkonzentrat, 1 Stückchen Karotte, 1 Selleriestengel, 1 Zwiebel (60 g), 1 Knoblauchzehe, ½ TL Honig, 5 EL Olivenöl (kaltgepreßt), 50 g Butter, ¾ TL Meersalz, ½ TL Pfeffer
Zubereitung:	Öl, Zwiebel, Karotte, Sellerie und Knoblauch in den Mixtopf geben; Stufe 3, 3 Minuten, 100° mixen. Dann Tomaten, Konzentrat, Honig und Meersalz sowie Pfeffer hinzugeben. Auf Stufe 1, 8-10 Minuten, 100° kochen. Butter dazugeben. Diese Soße wird in Italien zu jeder Art von Teigwaren gereicht und ist dort sehr beliebt.

Käsesoße

Zutaten:	100 g Emmentaler oder Gouda (in Würfeln), 50 g Weizenvollkornmehl (fein), ½ l Wasser oder Milch, 1 TL vegetarische Gemüsebrühe, Vollmeersalz, Kräutersalz, 1 Eidotter, 4 EL Sauerrahm, frische Kräuter
Zubereitung:	Käse, Mehl, Flüssigkeit und Gewürze in den Mixtopf geben; Stufe 1, 5 Minuten, 100° mixen, eine halbe Minute vor Ablauf der Zeit restliche Zutaten durch die Deckelöffnung zugeben. Mixtopf von der Heizplatte nehmen, und eventuell weitere Gewürze mit dem Spatel unterrühren.

Südliche Bananensoße

Zutaten:	3 Bananen, 2 EL Zitronensaft, 2 Becher Sahnejoghurt, 2 EL Curry, 2 EL pikante Sojasoße
Zubereitung:	Die geschälten Bananen mit den übrigen Zutaten in den Mixtopf geben und auf Stufe 4, 20-30 Sekunden zerkleinern. Pikant zu Fruchtsalaten.

Béchamelsoße

Zutaten:	50 g Butter, 40 g Weizenvollkornmehl, ½ l Milch, Vollmeersalz, Pfeffer, Muskatnuß gemahlen, 1 TL vegetarische Gemüsebrühe
Zubereitung:	Alle Zutaten in den Mixtopf geben; Stufe 1, 5 Minuten, 100°. Mixtopf von der Heizplatte nehmen. Zum eventuellen Nachwürzen weitere Gewürze mit dem Spatel unterrühren.

Zaziki

Zutaten:	300 g Schichtkäse, 1 große Zwiebel, 5 Knoblauchzehen, 1 Salatgurke, 1 EL Rotweinessig, Meersalz, frisch gemahlener schwarzer Pfeffer nach Geschmack
Zubereitung:	Zwiebel und Knoblauch im Mixtopf zerkleinern. Restliche Zutaten beigeben; Stufe 2, 5 Sekunden.
Varianten:	Zaziki kann auch mit Petersilie bestreut und/oder mit frischen Oliven verziert gereicht werden.

Mein spezielles Rezept:

Mein spezielles Rezept:

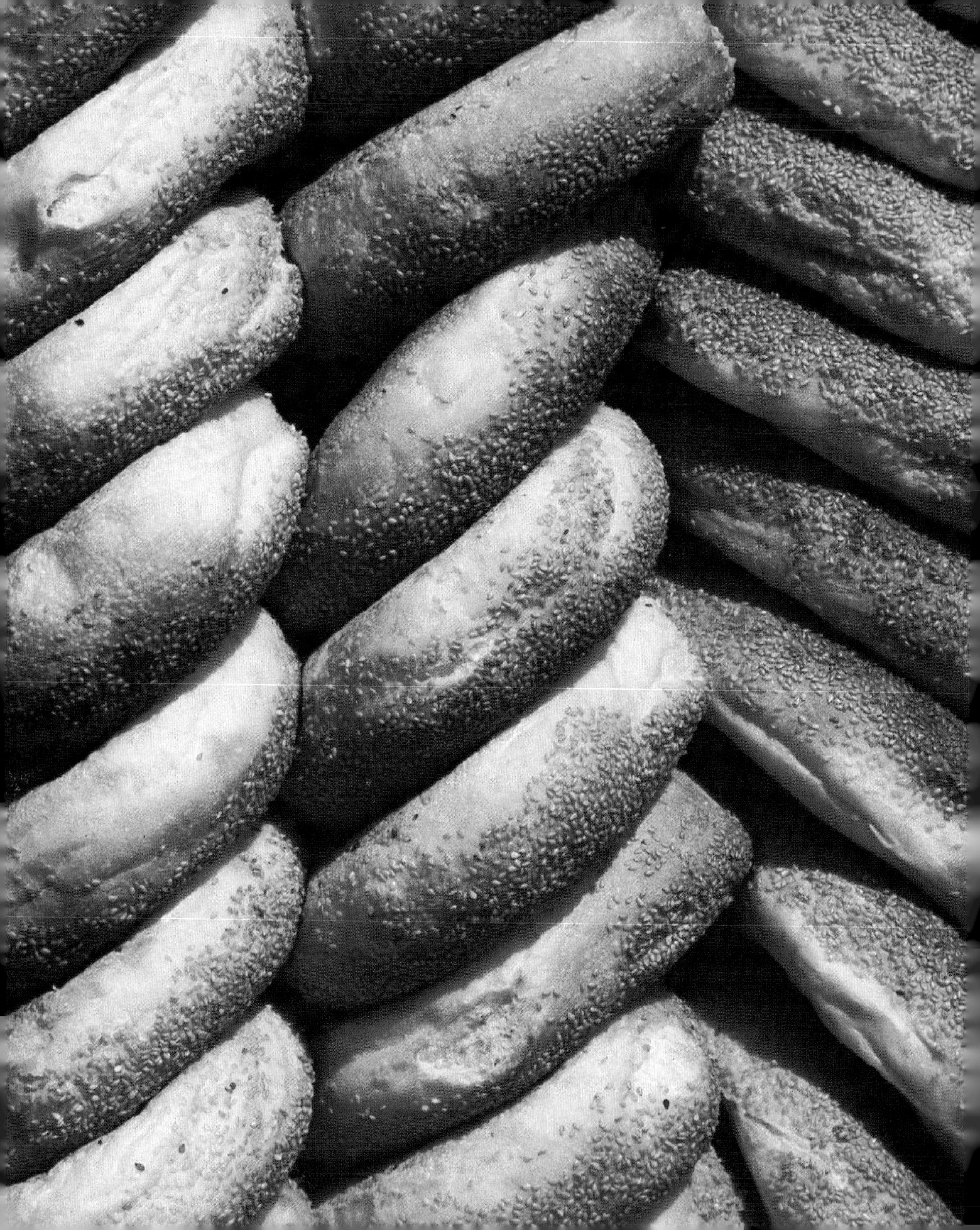

Gesunde Backwaren

Vollkornbrot schnell zubereitet im Thermomix

Zutaten: 300 g Weizenvollkornmehl, 100 g Roggenmehl (kann etwas grober sein), 3 MB warmes Wasser, 40 g frische Hefe, ½ TL Vollmeersalz, Sesam zum Bestreuen

Dieser Teig läßt sich in Sekundenschnelle 2 x herstellen, so daß man auch ein größeres Brot oder mehrere kleine Brote, unterschiedlich gewürzt, im Backofen abbacken kann, um auch hierbei Energie zu sparen.

Zubereitung: Das Salz in den Mixtopf streuen, das gemischte Mehl dazugeben. In 1 MB warmen Wasser die Hefe auflösen und zu dem Vollkornmehl geben, 2 MB warmes Wasser dazugeben; auf Stufe 5, 10-15 Sekunden den Teig durcharbeiten lassen, eventuell mit dem Spatel etwas nach unten schieben. Den Teig mit dem Spatel aus dem Mixtopf nehmen, kurz und kräftig mit den Händen durchkneten und zu einem Brot formen. Dieses auf ein gefettetes Backblech legen und 30 Minuten gehen lassen (mit Sesam bestreuen). Dann bei ca. 200°C 30 Minuten abbacken. In den Backofen ein kleines Gefäß mit heißem Wasser stellen.

Vollkornwaffeln

Zutaten: 300 g Vollkornmehl (Weizen), 3½ MB Milch, 2-3 EL Honig, 2 Eier, 20 g Hefe, Prise Salz

Zubereitung: Hefe in halb mit warmer Milch (oder warmem Wasser) gefüllten MB anrühren und mit restlichen Zutaten zu dem Mehl geben; im Mixtopf Stufe 2, ca. 15 Sekunden verrühren.
Teig im Waffeleisen abbacken. Nach Wunsch mit geschlagener Sahne und/oder Obst servieren. Ist aber auch ohne »Deko« eine feine Sache.

Butter-Vollkornwaffeln

Zutaten:	125 g Butter, 200 g Weizenvollkornmehl, 4 Eier Klasse 2, ¼ l Milch, Prise Meersalz, 1 EL grobe Haferflocken, als Gewürz Zimt oder Vanille
Zubereitung:	Alle Zutaten im Mixtopf Stufe 2, 15 Sekunden verrühren. Wer es recht süß wünscht, gibt 2 EL Honig dazu oder nach dem Abbacken im Waffeleisen etwas süße Sahne auf die Waffeln.

Fastenbrot / Mehrkornbrot

Zutaten:	Je 50 g Hirse, Hafer, Reis, Gerste, Buchweizen, Mehrkornmischung, 80 g Vollkorn-Weizenmehl, 3 EL Sonnenblumenkerne, 200 ml warmes Wasser, ½ Päckchen Trockenhefe, 1 Päckchen Instant-Sauerteig
Zubereitung:	Hafer und Hirse mit wenig Wasser über Nacht quellen lassen. Alles Getreide außer Hafer und Hirse fein mahlen: im Thermomix alle 4 Getreidesorten, also 230 g, Stufe 12, 1 Minute. Jetzt alles Getreide (6 Sorten) und die Sonnenblumenkerne in den Mixtopf geben. Dann Hefe und Sauerteig dazutun. Unter Zugabe von lauwarmem Wasser einen festen Teig kneten; Stufe 7, 10-15 Sekunden. Teig muß sich von Topfwand und Mixmesser lösen. Teig entnehmen und auf etwa das doppelte Volumen (ca. 20 Minuten) gehen lassen. Dann Brot ausformen, entweder in Kastenform oder als Brotfladen in Aluminium-Form auf Backblech. Nochmals gehen lassen. Bei 220 °C etwa 45-50 Minuten abbacken.

Apfelschlupfkuchen

Zutaten:	250 g feingemahlenes Weizenvollkornmehl, 70 g Butter, 3 EL Honig, 2 Eier, 1/8 l Milch, 1 P. Weinsteinbackpulver (Reformhaus), 5 große, säuerliche Äpfel (mit Schale in Viertel geschnitten), abgeriebene Zitronenschale, 100 g Mandelstifte, 50 g ungeschwefelte Rosinen, Butter und Vollkornbrösel für die Form, nach Belieben Schlagsahne, Zimt zum Bestreuen je nach Geschmack
Zubereitung:	Butter und Honig schaumig schlagen; 20 Sekunden Stufe 8. Gerät ausschalten. Eier, Zitronenschale, Weinsteinbackpulver, Vollkornmehl und Milch in den Thermomix geben; Stufe 5, 15 Sekunden (Spatel). Eine Springform mit Butter ausreiben und mit Brösel bestreuen. Dann den Teig einfüllen. Die Äpfel in den Teig stecken und etwas andrücken. Mandeln und Rosinen darüber streuen und von dem überquellenden Teig mit einem Löffel etwas über den Kuchen streichen. Rosinen sollten nicht allzu sichtbar sein, sonst verbrennen sie zu leicht im Backofen. Backofen auf etwa 180 °C vorheizen und den Kuchen ca. 40 Minuten abbacken. Nach dem Backen mit etwas Zimt bestreuen und nach Geschmack mit Schlagsahne servieren. Statt Äpfel kann auch anderes Obst/Beeren verwendet werden.

Pflaumendatschi (Blechkuchen)

Zutaten:	400 g feingemahlenes Weizenvollkornmehl, 1 Päckchen Hefe, 2½ MB lauwarme Milch, 1 Prise Meersalz, 2 EL Honig, 50 g Butter, 1 Ei. Für den Belag ca. 1 kg Zwetschgen und etwas Zimt. Butter für das Backblech
Zubereitung:	Mehl in den Mixtopf geben. Hefe mit warmer Milch anrühren. Mit den restlichen Zutaten zu dem Mehl im Mixtopf geben; Stufe 7, ca. 15 Sekunden (Spatel). Teig herausnehmen und mit den Händen nochmals gut durchkneten. Teig ca. 30 Minuten gehen lassen. Teig dann dünn auf dem Backblech ausrollen, mit der Handfläche flachdrücken. Teig nun dicht mit Zwetschgen belegen. Im Backofen bei 200 °C ca. 25 Minuten abbacken. Während des Abkühlens mit Zimt bestreuen und in Stücke schneiden. Eine Delikatesse mit süßer Sahne.

Haselnußhörnchen

Zutaten:	400 g Weizenvollkornmehl, fein gemahlen, 20 g Hefe, 1½ MB Milch warm, 2 EL Honig, 70 g Butter, 1 Ei, 1 Prise Meersalz, ½ abgeriebene Zitronenschale. Für die Füllung: 125 g gemahlene Haselnüsse, 1 EL Honig, 3 EL warmes Wasser, Butter zum Bestreichen
Zubereitung:	Mehl in Mixtopf geben. Hefe mit der warmen Milch anrühren und mit den restlichen Zutaten zu dem Mehl geben; Stufe 7, ca. 15 Sekunden mixen, Teig herausnehmen, nochmals gut mit den Händen durchkneten und 25 Minuten gehen lassen. Teig dann ca. ½ cm dick im Rechteck ausrollen und in Dreiecke schneiden. Füllung: Füllung kurz durchmischen, verteilen und die Dreiecke aufrollen. Die Hörnchen mit zerlassener Butter bestreichen. Nochmals kurz gehen lassen. Im Backofen bei 200 °C etwa 25 Minuten abbacken.

Obststreuselauflauf *(für etwa 4 Personen)*

Zutaten:	200 g Weizenvollkornmehl, 100 g weiche Butter, 150 g grobe Haferflocken, 80-100 g gemahlene Nüsse oder Mandeln, 2 EL Honig nach Geschmack, 1 Prise Meersalz, eventuell ½ MB Rosinen, etwas Zitronensaft, etwa 750-1000 g Obst der Jahreszeit
Zubereitung:	Mehl, Butter und Haferflocken mit Nüssen/Mandeln, Honig, Salz (eventuell Rosinen) im Mixtopf zu einem streuseligen Teig verarbeiten; Stufe 1, 5-10 Sekunden. ⅔ des Teiges in eine Auslaufform streichen. Grob geraspeltes oder geschnittenes Obst darübergeben. Mit Zitrone beträufeln, je nach Geschmack Rosinen und Rest des Streuselteiges darüber streuen. Bei 200 °, 20-30 Minuten abbacken. Sehr delikat, wenn Sie darüber eine Vanillesoße (siehe Rezept) oder ungeschlagene Sahne geben.

Buttercreme zum Füllen von Torten oder Bisquitrollen

Zutaten:	250 g Butter (Raumtemperatur), ¼ l süße Sahne, 2 EL Honig, 100 g Mandeln
Zubereitung:	Die Mandeln im Mixtopf sehr fein mahlen; Stufe 12, 40 Sekunden. Dann die restlichen Zutaten dazugeben; Stufe 7, 1 Minute (ohne die Heizuhr zu betätigen!) Die fertige Buttercreme möglichst sofort zum Füllen verwenden. Kühl aufbewahren.

Kokosnußtorte

Zutaten: 200 g Vollkornweizenmehl, 4 Eier, 200 g Butter, 2 EL Honig, 1 Päckchen Weinsteinbackpulver.
Füllung: 1 l Milch, 6 EL feines Weizenvollkornmehl, Mark von 2 Vanillestangen oder 1 TL Vanillepulver, 3 EL Honig, ¼ l Schlagsahne, zum Bestreuen Kokosflocken, eventuell auch garnieren mit Carobschokolade. Carob wird aus Johannisbrot hergestellt, hat einen angenehm süßen Geschmack und ist ein vitaminreicher Ersatz für Kakao und Schokolade. Kann zu vielen Süßspeisen verwendet werden.

Zubereitung: Butter, Honig und Eier in den Mixtopf geben; Stufe 8, 20 Sekunden schaumig rühren. Das Vollkornmehl und Backpulver zufügen und auf Stufe 5, 15 Sekunden verrühren. Den Teig in eine mit Pergamentpapier ausgelegte Springform füllen und bei 175 Grad 35-40 Minuten abbacken.
Für die Füllung die oben angegebenen Zutaten in den Mixtopf füllen; Stufe 1, 6 Minuten, 100 °.
Nach dem Abkühlen der Füllung die geschlagene Sahne unterheben. Den erkalteten Tortenboden (besser über Nacht) einmal oder auch zweimal durchschneiden, mit der Masse füllen (etwas Füllung überlassen für die oberste Schicht), wieder zusammensetzen, oben mit Füllung bestreichen und reichlich mit Kokosflocken bestreuen. Zusätzlich garniert werden kann auch mit geriebener Carob-Schokolade.

Butter-Biskuit

Zutaten: 200 g Weizenvollkornmehl, 30 g zerlassene Butter, 4 Eier, 3 EL Honig, 4 EL kaltes Wasser, ½ TL Backpulver, Prise Vollmeersalz

Zubereitung: Alle Zutaten, außer Mehl und Backpulver, in den Mixtopf geben; Stufe 8, ca. 60 Sekunden. Anschließend Mehl und Backpulver hinzufügen; Stufe 5, 10-15 Sekunden.
Teig in eine mit Back-Papier ausgelegte Springform füllen und bei 175 °C ca. 35-40 Minuten abbacken.

Leckere Weizenbrötchen zum Frühstück

Zutaten:	400 g mittelfein gemahlenes Weizenvollkornmehl, 1 Päckchen Hefe, ½ TL Honig, 1½ MB warme Milch, 1 MB warmes Wasser, ½ TL Vollmeersalz, etwas Kümmel und Kardamom. Mohn, Sesam oder Sonnenblumenkerne zum Bestreuen
Zubereitung:	Die Hefe mit dem Honig in der warmen Flüssigkeit auflösen, alle Zutaten in den Mixtopf, auch die Flüssigkeit; Stufe 7, 10-15 Sekunden. Tip: Um Energie zu sparen, kann bei größerem Bedarf der Teig 2 x hintereinander zubereitet werden. Zu einem halbfesten Teig kneten. Danach an einem warmen Ort 30-40 Minuten gehen lassen. Wenn der Teig schön zusammenhält, ein glatter fester Kloß ist, kleine Brötchen formen, diese nochmals 30 Minuten auf einem gefetteten Backblech gehen lassen, vor dem Backen mit Milch bepinseln, den Backofen auf 200°C vorheizen, eine Schüssel mit heißem Wasser reinstellen. Die Backzeit ist 30-35 Minuten.

Fladenbrot

Zutaten:	500 g Weizenvollkornmehl, 30 g Hefe, 2½ MB warmes Wasser, 1 MB Olivenöl, ½ TL Honig, 1-2 TL Vollmeersalz, 40 g Sesam zum Bestreuen
Zubereitung:	400 g Mehl mit Öl und Gewürzen in den Mixtopf geben, Hefe im warmen Wasser auflösen, dazugeben; Stufe 5, 15-20 Sekunden. Das restliche Mehl auf die Arbeitsplatte geben, Teigkloß darauf und das Mehl kräftig unterkneten. An einem warmen Ort 25-30 Minuten gehen lassen. Den Teig in 4 Teile teilen und zu ½ cm dicken Fladen ausrollen, mit Wasser bepinseln, mit Sesam bestreuen und auf einem gefetteten Backblech bei 200 °C 20-25 Minuten backen.

Rosinenbrötchen

Zutaten:	400 g feines Weizenvollkornmehl, 1 Würfel Hefe, 3½ MB warme Milch, 1½ EL Honig, 1 Messerspitze Vanillepulver oder ½ Vanilleschote, ausgeschabt, 1 Prise Vollmeersalz, ¼ TL gemahlenes Kardamom, 100 g zerkleinerte Mandeln oder Nüsse, abgeriebene Schale von ½ Zitrone, 200 g Rosinen, Milch zum Bepinseln
Zubereitung:	Die Hefe mit dem Honig in der warmen Flüssigkeit auflösen, alle Zutaten in den Mixtopf geben, auch die Flüssigkeit; Stufe 7, 10-15 Sekunden. Tip: Um Energie zu sparen, kann bei größerem Bedarf der Teig 2 x hintereinander zubereitet werden. Zu einem halbfesten Teig kneten. Danach an einem warmen Ort 30-40 Minuten gehen lassen. Im Thermomix die Nüsse oder Mandeln zerkleinern; Stufe 5, 5-8 Sekunden und mit den Rosinen von Hand unter den Teig kneten. Rosinen dürfen bei den fertigen Brötchen nicht stark hervorlugen, da sie schnell verbrennen. Wenn der Teig schön zusammenhält, ein glatter fester Kloß ist, kleine Brötchen formen, diese nochmals 30 Minuten auf einem gefetteten Backblech gehen lassen, vor dem Backen mit Milch bepinseln, den Backofen auf 200°C vorheizen, eine Schüssel mit heißem Wasser reinstellen. Die Backzeit ist 30-35 Minuten.

Russische Blinis

Zutaten:	200 g Buchweizenmehl, 50 g Weizenvollkornmehl (Stufe 12, 1 Minute), 3 MB warmes Wasser, 20 g Hefe, 1 TL Vollmeersalz, 1-2 TL Honig, Fett zum Ausbacken
Zubereitung:	Mehl in den Mixtopf geben. Die Hefe im warmen Wasser auflösen und mit Salz und Honig zu dem Mehl geben; auf Stufe 7, 20-25 Sekunden zu einem dickflüssigen Teig verarbeiten. 30 Minuten gehen lassen. Dann in heißem Fett kleine Küchlein ausbacken. Dazu schmeckt besonders gut frisches Obstkompott.

Rüblitorte — ein Vollwertschmaus

Zutaten:	80 g Weizenvollkornmehl, mittelfein (Stufe 12, 1 Minute), 200 g Haselnüsse, fein gemahlen (Stufe 12, 5-10 Sekunden), 300 g Möhren, 2 EL Honig, 2 EL Kirschwasser, 4 Eier getrennt, Saft von einer Zitrone
Zubereitung:	Geben Sie die gewaschenen, in grobe Stücke geschnittenen Möhren, Honig, Kirschwasser und Eigelb in den Mixtopf; auf Stufe 6, 30 Sekunden schaumig rühren. Durch die Deckelöffnung Mehl und Haselnüsse zugeben und mit Einsatz des Spatels nochmals Stufe 6, 30 Sekunden verarbeiten. Das Eiweiß zu steifem Schnee schlagen, mit einem Schneebesen unter den Möhrenteig heben, in eine am Boden gefettete Springform füllen und auf der untersten Einschubleiste bei 180 °-200 ° C ca. 40 Minuten backen. Nach dem Auskühlen mit einem Hölzchen kleine Löcher stechen und mit Zitrone beträufeln. Mit geschlagener Sahne servieren.

Mein spezielles Rezept:

Mein spezielles Rezept:

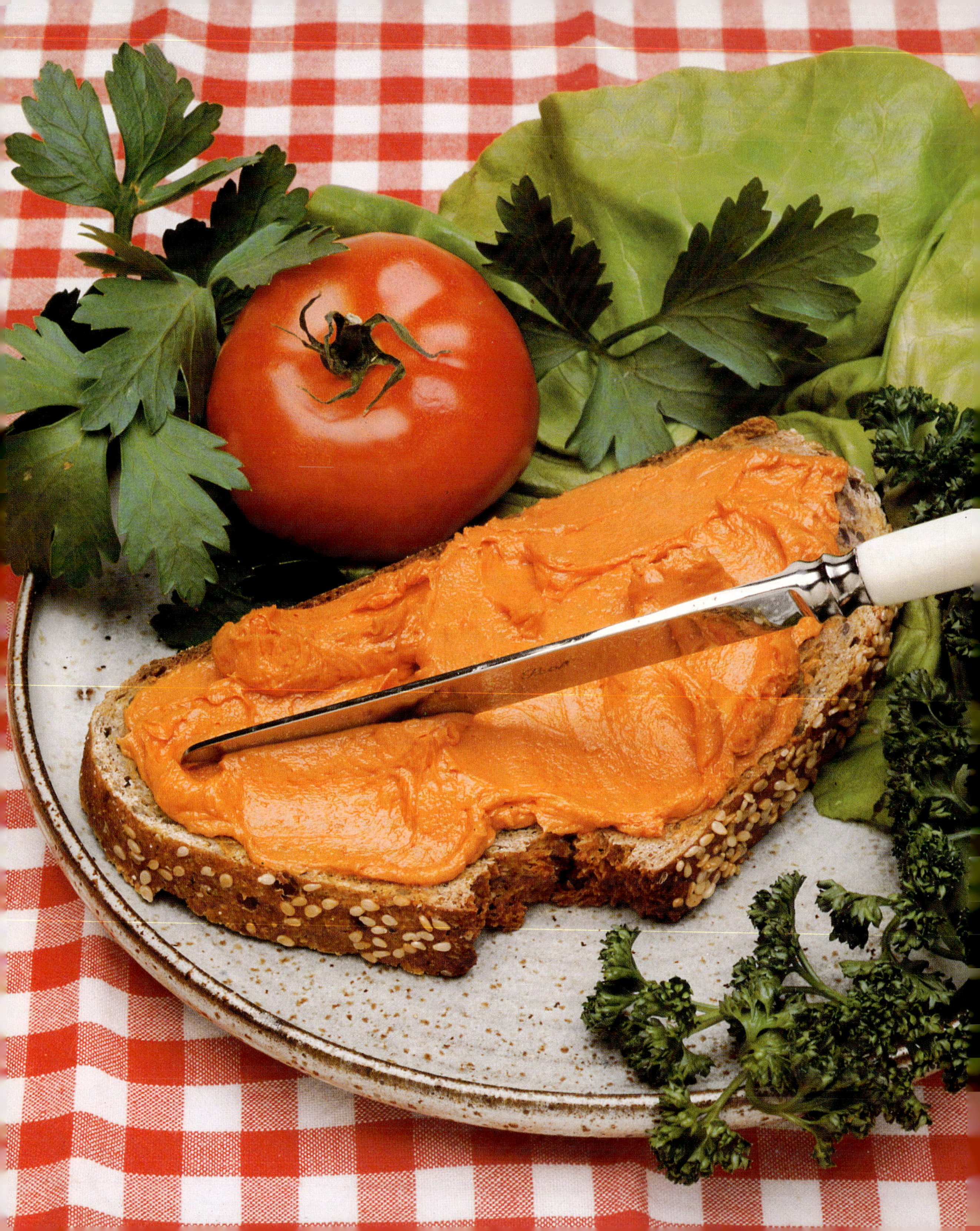

Gesunde Brotaufstriche

Tomaten-Butter

Zutaten:	1/4 Pfund Butter, 2 EL Tomatenmark, etwas Kräutersalz, gepreßter oder geriebener Knoblauch, Petersilie
Zubereitung:	Butter im Thermomix mit Tomatenmark und Gewürzen auf Stufe 3, 10 Sekunden mixen und in Servierschüsselchen umfüllen, mit Petersilie bestreuen. Falls die Butter gerinnt, leicht bei 60° erwärmen und vermischen, bis Speise eine rosa-rote einheitliche Färbung hat. Kühl lagern.

Senf-Ei-Butter

Zutaten:	1/4 Pfund Butter, 2 hartgekochte Eier, 2 EL pikanter Senf (je nach Sorte, ob scharfer Senf, Kräutersenf, Ganzkornsenf, kann der Buttergeschmack variiert werden), Kräutersalz und frische Kräuter, besonders Schnittlauch
Zubereitung:	Wie Tomaten-Butter

Getreide-Marmelade

	Brotaufstriche lassen sich auch aus Getreide zubereiten:
Zutaten:	300 g Getreide nach Wunsch, fein gemahlen, 300 g Wasser, 2 Lorbeerblätter, 1 Knoblauchzehe, gepreßt oder im Thermomix zerdrückt, Kräutersalz, 1 Zwiebel, etwas Pfeffer, reichlich Majoran, nach Belieben auch andere Kräuter der Provence, 3 EL Sonnenblumen- oder Olivenöl.
Zubereitung:	Das Vollkornmehl mit Lorbeerblatt, Wasser und Zwiebel im Mixtopf, Stufe 2, 10 Minuten, 50° verarbeiten und dann ca. 20 Minuten quellen lassen. Danach mit den restlichen Gewürzen pikant abschmecken; Stufe 12, 10 Sekunden mixen. Mit Spatel in Glasbehälter füllen, im Kühlschrank aufbewahren.

Vollwertige Nuß-Nougat-Creme

Zutaten:	200 g Haselnüsse oder auch Mandeln, oder beides gemischt. Je nach Geschmack 2-3 EL Honig, geriebenes Johannisbrot oder fertiges Carob-Pulver (Naturkostladen). Carob ist ein vitaminreicher Ersatz für Kakao oder Schokolade und kann zu vielen Süßspeisen verwendet werden.
Zubereitung:	Haselnüsse oder Mandeln je nach Wunsch fein oder etwas gröber im Thermomix Stufe 7 mahlen, dann weitere Zutaten beigeben; kurz auf Stufe 7 vermischen. Falls Masse zu fest, etwas Wasser beigeben. Es sollte eine gut streichfähige Creme sein.
Varianten:	Sie können diesen Aufstrich auch durch Hinzugabe von Nuß-Mus (erhältlich in Bio- und Naturkostläden) verfeinern und variieren, denn vom Nuß-Mus gibt es verschiedene Sorten.

Mandel-Nuß-Creme

Zutaten:	100 g Mandeln, 100 g Nüsse (nach Wahl), 3 EL Honig (flüssig) 1 EL Öl, 1 EL Carobpulver (Reformhäuser, Bioläden). Etwas Wasser beigeben, falls Aufstrich zu fest erscheinen sollte.
Zubereitung:	Mandeln und Nüsse im Mixtopf fein mahlen; Stufe 12, 20 Sekunden. Alle weiteren Zutaten beifügen; Stufe 12, 60 Sekunden — ohne die Heizzeituhr zu betätigen. Eine Delikatesse, kühl aufbewahren.

Apfel-Kiwi-Brotaufstrich

Zutaten:	1 großer Apfel, 1 Kiwi, 1 Banane, 1 EL Honig
Zubereitung:	Apfel waschen, vierteln und mit Schale und Kerngehäuse, der geschälten Kiwi und der geschälten Banane in den Mixtopf geben, Honig dazu und auf Stufe 8, 10-15 Sekunden pürieren und sofort servieren. Auch als Frischkompott zu verwenden

Mein spezielles Rezept:

Mein spezielles Rezept:

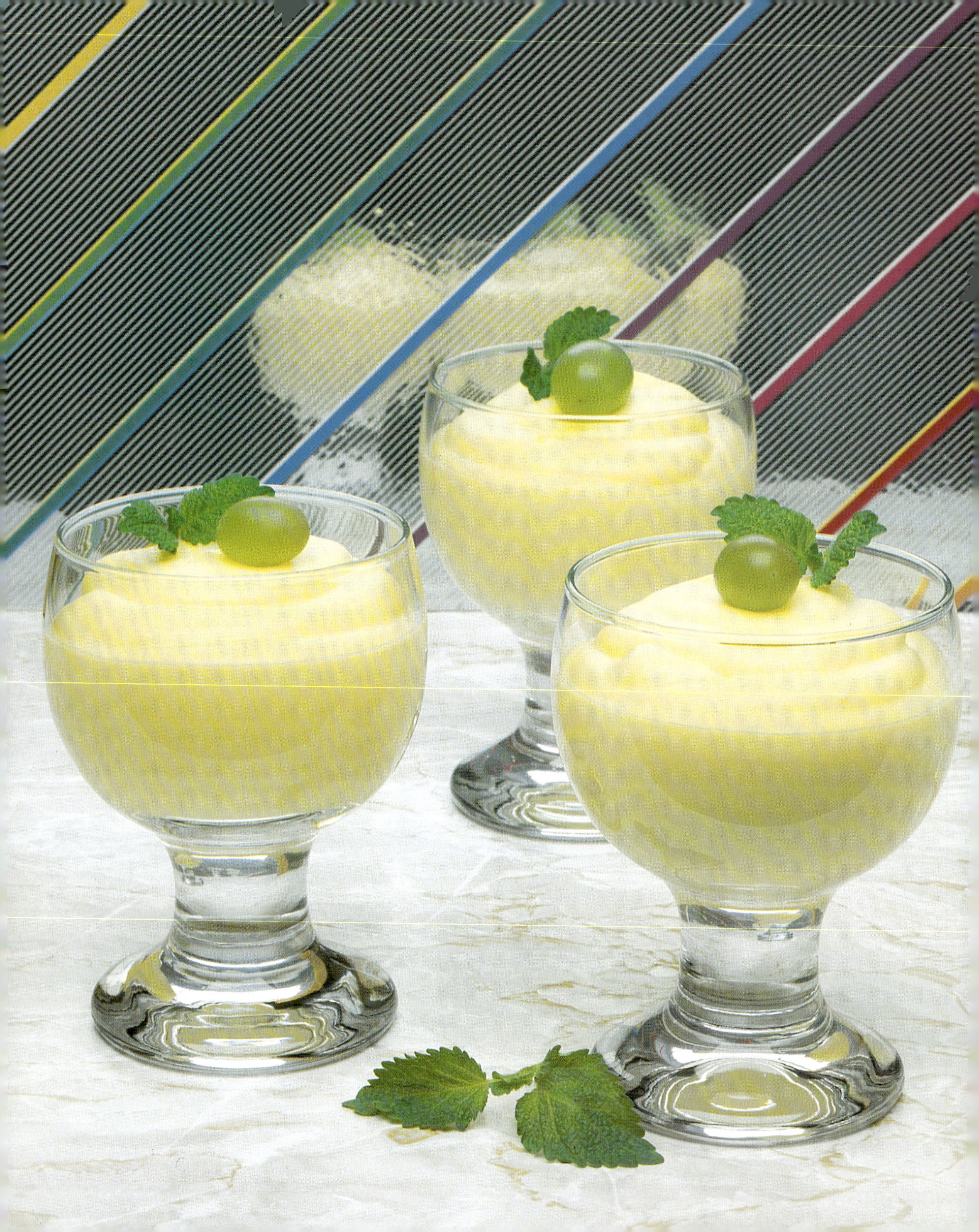

Gesunde Nachspeisen

Konfitüre oder Kompott aus Trockenfrüchten

Zutaten:	250 g Trockenfrüchte, 80 g Nüsse oder Mandeln, 1/4 TL Delifruit (oder Zimt), Wasser zum Einweichen (nach Bedarf)
Zubereitung:	Trockenfrüchte mind. 6 Stunden einweichen; das Wasser soll restlos eingezogen sein. Mit den Nüssen oder Mandeln, eventuell mit etwas Zimt oder auch Delifruit (im Reformhaus erhältliche Gewürzmischung für Süßspeisen und Backwerk), in den Mixtopf geben; Stufe 3, 15 Sekunden mixen. Das Ergebnis ist je nach verwandten Früchten ein schmackhafter, süßer Brotaufstrich oder ein Kompott, oder eine sehr feine Beigabe zu Süßspeisen oder Getreidegerichten.

Kompott mit Trockenobst

Zutaten:	250 g getrocknete Aprikosen, Saft einer Apfelsine, 3 MB Wasser
Zubereitung:	Aprikosen in dem Apfelsinensaft und dem Wasser mindestens 6 Stunden einweichen. In den Mixtopf geben; Stufe 2, 10 Sekunden mixen, danach Stufe 1, 10 Minuten, 100°. Wenn Kompott nicht warm gewünscht wird, muß es 20 Sekunden länger gemixt werden. Beispiel Pflaumenkompott: Pflaumen mit 30% Feuchtigkeit verwenden. Entsteinen und in einem Gemisch von Rotwein (1 MB) und Wasser (2 MB) einweichen. Dann wie beim Aprikosenkompott verfahren.

Frisches Apfelkompott

Zutaten:	500 g Äpfel, Honig nach Geschmack, eventuell 1 TL Zimt, eventuell Delifruit
Zubereitung:	Äpfel waschen, vierteln und mit Schale und Kerngehäuse in den Mixtopf geben, restliche Zutaten dazu und auf Stufe 6, 40 Sekunden pürieren. Eventuell Spatel einsetzen. Dieses Kompott ist besonders vitalstoffreich. Man kann anstelle der Äpfel auch andere Obstsorten verwenden.

Vanillesoße

Zutaten:	¾ l Milch, 40 g Weizenvollkornmehl, 1 Prise Meersalz, ⅛ l süße Sahne, 1 Eigelb, 1-2 EL Honig nach Geschmack, ⅛ TL Vanillepulver
Zubereitung:	Mehl, Salz, Milch in den Mixtopf geben; Stufe 1, 8 Minuten, 100°. Danach Sahne, Eigelb, Honig und Vanille dazugeben; Stufe 1, 2 Minuten mixen.

Zitronencreme

Zutaten:	½ l Wasser, 8 EL Zitronensaft (Saft von 2-3 Zitronen) 90 g feingemahlenes Weizenvollkornmehl, 100 g Honig, ¼ l süße Sahne
Zubereitung:	Wasser und Mehl in den Mixtopf geben; Stufe 1, 6 Minuten, 80 °C. Eine Minute vor Ablauf der Zeit Honig und Zitronensaft durch die Deckelöffnung zufügen, Mixtopfinhalt in eine Schüssel füllen und kalt stellen. Sahne steif schlagen und unter die gut gekühlte Creme heben.

Avocadocreme mit Himbeerpüree

Zutaten:	¼ l Sahne, 2 reife Avocados, Saft von 2 Zitronen, 4 TL Honig, 350 g Himbeeren, 2 EL Himbeergeist, 3 TL Honig
Zubereitung:	⅛ l Sahne in den Mixtopf geben. Avocados halbieren, Stein herauslösen und das Fruchtfleisch mit einem Löffel auskratzen. Sofort mit dem Zitronensaft zu der Sahne in den Mixtopf geben, Honig dazu; auf Stufe 2, 40 Sekunden mixen, bis eine dickflüssige Creme entstanden ist. ⅛ l Sahne steif schlagen, die Avocadocreme unterheben und kühl stellen. Himbeeren waschen, und mit Himbeergeist und Honig in den Mixtopf geben; Stufe 3, 15 Sekunden. Gut gekühlt zu der Avocadocreme servieren. Köstlich, gesund und erfrischend!

Weinschaumcreme

Zutaten:	¾ l Weißwein , 4 EL fein gemahlenes Vollkornweizenmehl, 1-2 EL Honig (je nach Süße des Weines), ½ ausgepreßte Zitrone, 2 Eier
Zubereitung:	Alle Zutaten in den Mixtopf schütten; auf Stufe 1, 7 Minuten, 100° erhitzen. Sehr delikat zu herzhaften Getreidebratlingen oder zu Kartoffelreibeplätzchen. Eine Leckerei für besondere Anlässe.

Carobcreme (Vollkornpudding)

Zutaten:	½ l Vollmilch, 2-3 EL feines Vollkornmehl, 1-2 EL Honig (einen neutralen Honig, wie z. B. Akazienhonig oder Blütenhonig verwenden), 1½ EL Carob. (Carob wird hergestellt aus Johannisbrot und hat einen angenehmen süßen Geschmack. Anstelle von Carobpulver können Sie auch Kakao verwenden, auf ½ l Milch dann ½ EL Kakao.) ½ TL Rum, Schlagsahne zum Verzieren
Zubereitung:	Alle Zutaten, außer der Sahne, in den Mixtopf geben; Stufe 1, 5 Minuten, 80°. Gut gekühlt, mit Schlagsahne garniert, eine Köstlichkeit.

Frucht-Küßchen (Pralinen vollwertig)

Zutaten:	200 g Nüsse oder Mandeln, 3 EL halbflüssiger Honig, 300 g Trockenfrüchte (Aprikosen, Feigen etc. über Nacht in Wasser eingeweicht), eventuell Rum
Zubereitung:	Nüsse oder Mandeln im Mixtopf, Stufe 12, 10 Sekunden zerkleinern. Honig, die eingeweichten Früchte und nach Geschmack etwas Rum in den Mixtopf zu den Nüssen geben; auf Stufe 8, 20-30 Sekunden, mit Hilfe des Spatels alles gut vermischen. Kleine Kugeln formen und diese in Kokosraspeln oder gemahlenen Nüssen wälzen.

Halbgefrorenes mit tiefgekühlten Früchten

Zutaten:	300 g gefrorene Früchte nach Wahl, Honig nach Geschmack, 1 Becher süße Sahne
Zubereitung:	Alle Zutaten in den Mixtopf geben; auf Stufe 4, 30-40 Sekunden zerkleinern, eventuell mit dem Spatel arbeiten. Sofort servieren.

Avocado-Orangen-Halbgefrorenes

Vorarbeit:	3 Apfelsinen schälen, in den Mixtopf geben und auf Stufe 12, 5-10 Sekunden pürieren. In Eiswürfelbereiter füllen und einfrieren (am besten über Nacht).
Zutaten:	1 große Avocado, Saft von 1 Zitrone, 4 EL trockener Weißwein, 8 EL Amaretto, 1 EL Honig, Orangeneis, Mandelsplitter oder gehackte Pistazien
Zubereitung:	Alle Zutaten gut kühlen. Avocado halbieren, Stein herauslösen, das Fruchtfleisch herauslöffeln und sofort mit dem Zitronensaft, Weißwein und Amaretto in den Mixtopf geben; auf Stufe 4, ca. 10 Sekunden zerkleinern. Die Orangenciswürfel nun nach und nach auf das laufende Messer fallen lassen, evtl. mit dem Spatel arbeiten. Nach dem letzten Stück Eis Gerät abschalten, das Halbgefrorene in vorgekühlte Dessertgläser füllen, mit Mandelsplittern oder Pistazien bestreut servieren.

Buch-Tip: Die Thermomix-Diät Methode

Wie Sie sich und Ihre Familie gesund ernähren und mehr Spaß am Leben haben, möchte Ihnen unser Buch „Die Thermomix-Diät Methode" vermitteln.
Die Gesundheit ist unser höchstes Gut, gut essen macht Spaß und dabei schlank bleiben ist einfach schön. Daß alles zusammenpassen kann und wie es geht, zeigt Ihnen das Diät-Buch.

Es verdeutlicht für jeden verständlich Zusammenhänge zwischen falscher Ernährung und verschiedenen Krankheiten. Erklärt Abhängigkeiten zwischen Gewichtsreduzierung und Wohlbefinden. Gibt Tips und Ratschläge zu diesem gesamten Problemkreis und erläutert leicht verständlich, was Nährstoffe, Ballaststoffe; Vitamine, Spurenelemente und Mineralstoffe sind und wie sie beim Stoffwechsel zusammenwirken. Tabellen geben Auskunft über die wichtigsten Bestandteile unserer Lebensmittel.

In erster Linie aber bietet es durch eine Fülle von Rezepten und praktischen Diätvorschlägen eine echte Hilfe, wenn es um das gesunde Loswerden von überflüssigen Pfunden geht, die Ihnen das Leben bisher vielleicht unnütz erschwert haben.

Wir möchten, daß Sie sich wohl fühlen.

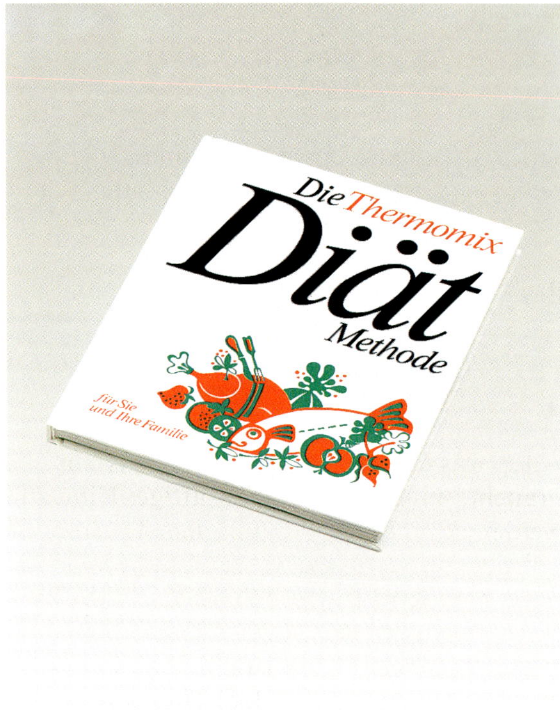

Bestellen können Sie das Buch (Art.-Nr. 090) bei jeder Thermomix-Repräsentantin oder direkt bei
Vorwerk & Co. Thermomix GmbH
Mühlenweg 17-37
42270 Wuppertal

Buch-Tip: Thermomix Baby-Nahrung

Nirgendwo werden die Vorteile der Speisenzubereitung mit dem Thermomix mehr geschätzt als in Ihrem Haushalt, wo er doch tagtäglich neu begeistern kann. Falls Sie sich — aus welchem Grund auch immer — für selbst zubereitete Baby-Nahrung interessieren sollten, bieten wir Ihnen in dem Buch »Thermomix Baby-Nahrung, ... nur das Beste für mein Kind« eine Fülle von Ratschlägen und Rezepten für eine vollwertige, bekömmliche und leckere Ernährung des kleinen Erdenbürgers.

Alles, was das Baby im ersten Lebensjahr braucht, um ein gesundes, kräftiges Kind zu werden, können Sie ihm mit dem Thermomix selbst zubereiten. Die Rezepte sind genauestens geprüft und liebevoll auf die Bedürfnisse des Säuglings und seine ersten Lebensabschnitte abgestimmt.
Baby-Nahrung, die mit dem Thermomix zubereitet ist, hat den hohen »Nährwert« frischer Zutaten und ist äußerst kostengünstig; außerdem enthält sie keine künstlichen Konservierungs- und Farbstoffe. Machen Sie sich unsere Erfahrung auf dem Gebiet der gesunden Ernährung zunutze, und handeln Sie getreu dem Motto »nur das Beste für mein Kind«.

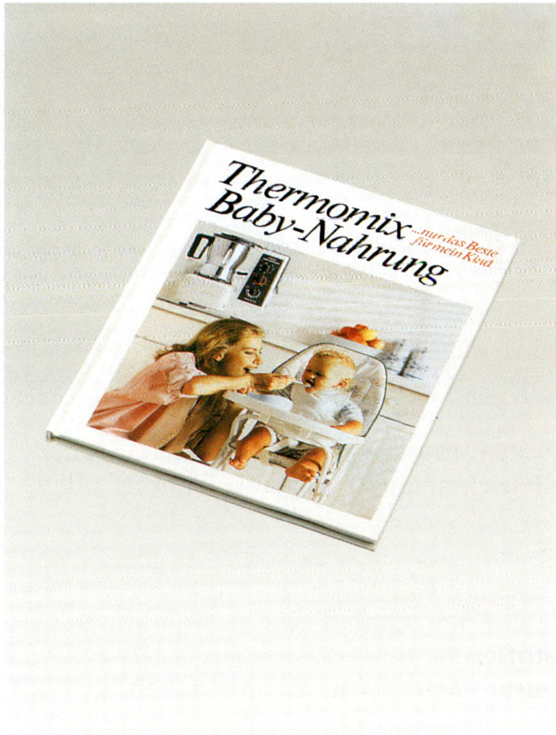

Bestellen können Sie das Buch (Art.-Nr. 085) bei jeder Thermomix-Repräsentantin oder direkt bei
Vorwerk & Co. Thermomix GmbH
Mühlenweg 17-37
42270 Wuppertal

Mein spezielles Rezept:

Mein spezielles Rezept:

Mein spezielles Rezept:

Nachtrag von der Autorin Annegret Willig

In den letzten Jahren hat sich die Umwelt- und Gesundheitssituation rapide verschlechtert. Wissenschaftler berichten von globalen, von weltweiten Problemen und erkennen immer mehr, daß viele dieser weltweiten, bedrohlichen Probleme mit der »Art zu leben« in den Industriestaaten zu tun haben.
Das Adjektiv »weltweit« kann jedoch den Eindruck entstehen lassen, daß die Situation völlig festgefahren ist, wir abhängig sind von wenigen mächtigen Entscheidungsträgern und niemand von uns zur Problemlösung Entscheidendes tun kann. So gibt es inzwischen einige Studien über Aussagen von Kindern im Alter von 6–14 Jahren, die mehr Angst vor der Umweltzerstörung haben als vor Gewalt und Kriegsentwicklung. Dies zeigt für mich auf erschreckende Weise, daß größtenteils Eltern und Lehrer selbst nicht in der Lage sind, diese negative Lebenseinstellung der Kinder mit viel freudigem praktischen Tun ins Positive zu lenken.
Ich habe in diesem Buch versucht, Ihnen allein über den Ernährungsweg Möglichkeiten aufzuzeigen, wie Sie selbst zur positiven Veränderung vieles beitragen können. In diesem ergänzenden Kapitel möchte ich Neues und Wesentliches der jetzigen Zeit entsprechend hinzufügen.

Unser Leben in den Industriestaaten hat sich weit von der Natur entfernt. Negativer Leistungsstreß und Lärm »verschütten« unsere natürlichen Sinneswahrnehmungen. Unsere Sinneswelt wird überstrapaziert und getäuscht von vielen Berieselungen dieser Zeit. Damit wird unsere ureigenste Sensibilität für Natürliches mit der Zeit zerstört. Dies hat natürlich auch Auswirkungen auf unser Ernährungsverhalten. Werden z. B. aromatisierte Nahrungsmittel bzw. Nahrungspräparate regelmäßig verzehrt, so empfindet der Mensch diesen Geschmack eines Tages als normal, und naturbelassene Lebensmittel werden als abweichend vom Gewohnten empfunden. So möchte ich Udo Pollmer, den bekannten Lebensmittelchemiker aus einem Beitrag zum Verbraucherschutz zitieren: »Mit Volldampf und unter Einsatz von Billionen Dollar arbeiten Verfechter des ›verfeinerten Techno-Foods‹ (zu deutsch: Kunstnahrung) daran, nun auch den Gourmet zu überzeugen, daß nur das Künstliche speziellen wahren Gaumenkitzel bedeutet und die ›primitiven, einfallslosen‹ Aromastoffe der natürlichen Lebensmittel übertrifft.«

Wie schon in den vorherigen Kapiteln dieses Buches beschrieben, ist gerade im Bereich der Lebensmittel- und Nahrungsmittelversorgung ein System entstanden, das zunehmend krankheitsfördernde Auswirkungen hat, einschließlich der Schadstoffbelastung. Dies hat Folgen, die seitens der Umweltmedizin immer mehr auch wissenschaftlich belegbar

werden. 70% der Patienten, die heute einen Arzt oder Heilpraktiker aufsuchen, leiden an funktionellen Störungen des Organismus, mit oft erheblichen Beschwerden. Jedes 5. Kind leidet heute an irgendeiner Allergie und 80% der Patienten haben heute eine geschädigte Darmflora, eine der Hauptursachen für chronische Erkrankungen.
Der Arzt Dr. med. Therion Randolph aus den USA beschreibt als einer der ersten Umweltmediziner in seinem Buch »Allergien, Folgen von Umweltbelastungen und Fehlernährung« aus Praxisberichten überzeugende Krankheitsbilder von Körper und Seele, die nach Umstellung der Ernährung ausgeheilt werden konnten. So können Nahrungsmittelallergien und Umweltschadstoffe zu Zuständen führen, welche nur mit denen gleichzusetzen sind, die man von Suchtmitteln her kennt. Viele Menschen leiden an Depressionsanfällen und werden unwissend von Gesellschaft und Medizinern als Neurotiker, Hysteriker und Hypochonder beurteilt und oft mit schweren Psychopharmaka »behandelt«.

Es wird höchste Zeit, daß wir endlich »aufwachen« und nicht zwischen Bangen und Hoffen verharren oder andere verantwortlich machen. Es gibt auch keinen konventionellen Ausweg, sondern das Erkennen, daß es auf uns selbst ankommt. Alles Denken und alles Reden ist absurd, wenn unser Lebensstil der alte bleibt.
Positiv ist zu bewerten, daß eine wachsende Zahl von Menschen verstärkt versucht, Wege zu finden, sich neu, gesundheitlich zu orientieren.
Was den Ernährungsbereich anbetrifft, so ist es für viele dieser »Suchenden« verwirrend, daß es so viele Richtungen gibt und jeder Ernährungsexperte seine Richtung als die absolut richtige Ernährungsweise verkündet.
Wir dürfen bei allen gut gemeinten Lehren und positiven Erfahrungen anderer aber nicht übersehen, daß der Mensch wie jedes Lebewesen dieser Erde etwas völlig Einmaliges ist.
Schauen wir wieder bewußter, so werden wir erkennen, daß jedes Kind, jede Frau,
jeder Mann, jede Blume, jeder Baum, jeder Vogel, jeder Hund, jedes Lebewesen **einmalig** ist.
So kann auch nicht eine einzige Ernährungsweise richtig sein für alle Menschen.
Es geht darum, selbst wieder mit Hilfe einer natürlichen Grundernährung so sensibel zu werden, daß sich unsere Sinnesorgane wieder regenerieren können und wir selbst unsere Geist und Körper gesund erhaltende Ernährungsweise finden.
Aus dieser ganzheitlichen Sichtweise des Menschseins heraus wird Ihnen vielleicht auch verständlich, daß jeder Mensch in den verschiedenen Entwicklungsphasen seines Lebens seine individuelle Ernährung benötigt, mitbestimmt von klimatischen Einflüssen und dem Rhythmus der Jahreszeiten.

So ist für mich die richtig verstandene Vollwerternährung mit einem hohen Anteil von Frischkost (regionales Gemüse und Obst der Jahreszeit), Vollkornprodukten, dem Weglassen von allen raffinierten Zuckerarten und äußerst wenig Verzehr von tierischem Eiweiß, nach wie vor die gesundheitsfördernde Ernährungsweise. Nach einer gewissen Sensibilisierung kann jeder ausprobieren, ob andere Richtungen, vorübergehend oder auch länger, wie z. B. reine Rohkost das eigene Wohlbefinden weiter fördern.

Durch ein bewußteres Ernährungsverhalten beeinflussen wir drei Dimensionen, die lebensbejahend sind:

1. Die gesundheitliche Dimension

   Indem wir naturbelassene Lebensmittel vorziehen, alles meiden oder beim Einkauf vermindern, was fabrikmäßig hergestellt worden ist.
   Indem wir reichlich Frischkost im alltäglichen Speiseplan berücksichtigen und wenn erhitzte Nahrung, dann schonende Garmethoden anwenden (die gesündeste z. B. ist das Dampfgaren). Ferner, indem wir pflanzliche Lebensmittel vorziehen. Tierisches Eiweiß (Fleisch, Quark, Käse, Joghurt u. a. Milchprodukte) drastisch reduzieren.

2. Die ökologische Dimension

   Indem wir soweit wie möglich Produkte aus ökologischem Landbau vorziehen; außerdem aus lokaler bzw. regionaler Produktion oder aus dem eigenen Garten.
   Unverpackte Nahrungsmittel oder Nahrungsmittel mit umweltfreundlicher Verpackung sollten bevorzugt werden.

3. Die soziale Dimension

   Auch hier gilt, beim Einkauf die dezentralen Strukturen zu bevorzugen und die Strukturen, die menschenwürdige Arbeitsplätze garantieren.

   Daher ist mein Nachwort an alle Leser dieses Buches gerichtet, die Freude daran haben, in eine zukunftsorientierte Lebensweise einzusteigen, indem sie sich die vielseitigen Wechselbezüge unseres alltäglichen Handelns bewußt machen und ihrem Körper Zeit lassen für eine Umstellung.

Literatur- und Quellennachweis

Dr. Ralph Bircher	»Gesünder durch weniger Eiweiß«
Prof. A. Brauchle	»Das große Buch der Naturheilkunde«
Dr. M. O. Bruker	»Unsere Nahrung unser Schicksal« »Krank durch Zucker«
Dr. O. Buchinger	»Das Heilfasten«
BUND-Position	»Chemikalien in Lebensmitteln und Verbraucherschutz«
J. von Buttlar	»Die biologische Chance«
Deutsche Gesellschaft für Ernährung e.V.	»Ernährungsbericht 1984«
P. Grosch/G. Schuster	»Der Biokost Report«
A. von Haller	»Macht und Geheimnis der Nahrung«
A. Imfeld	»Zucker«
E. Kapfelsberger und U. Pollmer	»Iß und stirb«
Prof. W. Kollath	»Die Ordnung unserer Nahrung« »Getreide und Mensch«
Dr. G. Randolph und R. W. Moss, Ph. D.	»Allergien: Folgen von Umweltbelastungen und Ernährung«
Dr. J. G. Schnitzer	»Der alternative Weg zur Gesundheit«
F. Vester	»Neuland des Denkens«
L. und T. Wendt	»Angiopathien, Eiweißspeicher-Krankheiten, Autoimmunkrankheiten«